Mariam Ghozzi
Khawla Tabbabi

O que há de novo no tratamento da doença celíaca?

Mariam Ghozzi
Khawla Tabbabi

O que há de novo no tratamento da doença celíaca?

dieta sem glúten e novas abordagens terapêuticas

ScienciaScripts

Imprint

Any brand names and product names mentioned in this book are subject to trademark, brand or patent protection and are trademarks or registered trademarks of their respective holders. The use of brand names, product names, common names, trade names, product descriptions etc. even without a particular marking in this work is in no way to be construed to mean that such names may be regarded as unrestricted in respect of trademark and brand protection legislation and could thus be used by anyone.

Cover image: www.ingimage.com

This book is a translation from the original published under ISBN 978-620-6-70821-6.

Publisher:
Sciencia Scripts
is a trademark of
Dodo Books Indian Ocean Ltd. and OmniScriptum S.R.L publishing group

120 High Road, East Finchley, London, N2 9ED, United Kingdom
Str. Armeneasca 28/1, office 1, Chisinau MD-2012, Republic of Moldova, Europe
Printed at: see last page
ISBN: 978-620-7-98726-9

Conteúdo

INTRODUÇÃO

A doença celíaca (DC) é um dos distúrbios alimentares mais comuns no mundo, afectando cerca de 1 em cada 100 pessoas em todo o mundo [1]. Trata-se de uma doença autoimune sistémica que é desencadeada pela ingestão de glúten, presente em cereais como o trigo, o centeio e a cevada. Para além do consumo de glúten, o desenvolvimento da DC está intimamente ligado a uma predisposição genética e ocorre em indivíduos portadores dos haplótipos HLA-DQ2 e/ou HLA-DQ8. A DC afecta principalmente a mucosa do intestino delgado após o desenvolvimento de uma resposta imunitária que leva a alterações estruturais no intestino caracterizadas por atrofia das vilosidades e hiperplasia das criptas (alongamento das criptas) [2].

Tradicionalmente, a DC era descrita como uma doença pediátrica caracterizada por inchaço, diarreia e síndrome de má absorção. No entanto, é agora reconhecida como uma doença sistémica capaz de afetar todos os órgãos e todos os grupos etários [3,4].

A expressão clínica da DC é muito diversificada. Para além dos distúrbios gastrointestinais, os doentes podem apresentar uma variedade de sintomas extra-intestinais. A DC pode ser assintomática. Devido a este polimorfismo, o diagnóstico continua a ser um desafio e a DC é largamente sub-diagnosticada [2].

O diagnóstico da DC baseia-se em testes serológicos, na histologia duodenal e em testes genéticos. O rastreio tem como objetivo identificar a DC em indivíduos de risco. Por conseguinte, o rastreio já não é recomendado para a população em geral [5].

Nos últimos anos, houve grandes avanços na nossa compreensão da DC. No entanto, até agora, o único tratamento eficaz disponível para a DC tem sido uma dieta rigorosa sem glúten (GFD). Esta dieta deve ser seguida durante toda a vida para melhorar os sintomas intestinais e extra-intestinais, regenerar as vilosidades intestinais e prevenir as complicações da doença. No entanto, uma dieta tão restritiva e limitante está geralmente associada a uma deterioração da qualidade de vida dos doentes e a problemas psicológicos. Cerca de 40% dos doentes com DC estão insatisfeitos com a sua dieta e gostariam de explorar tratamentos alternativos [6]. É por isso que, nos últimos anos, os investigadores têm tentado responder às crescentes exigências dos doentes com DC, procurando alternativas à GFD e novas terapêuticas.

Neste contexto, realizámos este trabalho com o objetivo de :

- Rever as principais caraterísticas e a fisiopatologia da DC.
- Descrever a dieta sem glúten e os problemas associados a este tratamento.
- Pormenores sobre as novas abordagens terapêuticas da DC.

1. INFORMAÇÕES GERAIS SOBRE A DOENÇA CELÍACA

1.1 Definição

A palavra "celíaco" deriva literalmente do grego "koliakos" que significa "sofrimento do intestino" [7].

A DC é uma enteropatia inflamatória crónica autoimune secundária à ingestão de gliadina do trigo e prolaminas relacionadas da cevada e do centeio, ocorrendo em indivíduos geneticamente predispostos com o fenótipo HLA-DQ2 e/ou HLA-DQ8. Manifesta-se pela presença de marcadores serológicos e achatamento histológico das vilosidades intestinais **(Figura 1) [8]**. Alguns doentes com DC podem também ser afectados pela avenina (a proteína encontrada na aveia) [9].

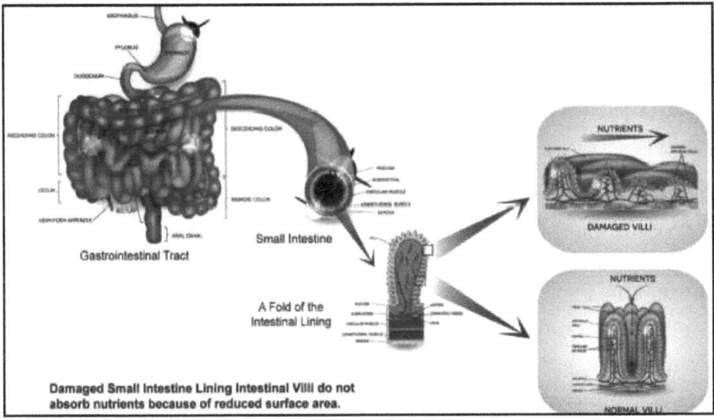

Figura 1: Diferença entre as vilosidades intestinais atrofiadas no decurso da doença celíaca e vilosidades intestinais normais [10].

A compreensão dos fenómenos fisiopatológicos que envolvem a resposta imune adaptativa e a resposta imune inata permitiu uma distinção clara entre a DC e a alergia ao glúten [11].

1.2 Epidemiologia

A DC é uma das doenças auto-imunes mais comuns, com uma prevalência na população em geral entre 0,5 e 1% [6]. A prevalência na Europa varia de 0,3% na Alemanha a 2% na Finlândia. No Norte de África, a prevalência é de 0,79% na Líbia, 0,53% no Egito e 0,6% na Tunísia. Na Arábia Saudita, varia de 2,1% a 8,5% [12]. Em contraste, a DC permanece virtualmente excecional no Sudeste Asiático, na China (0,1%-0,5%) e no Japão (<0,1%), e na África subsaariana [13,14]. Levando em conta as várias expressões clínicas da DC (sinais gastrointestinais, sinais extra-intestinais ou ausência de sintomas), a prevalência real da DC aumentou nos últimos 30 anos e até 83% dos pacientes com esta doença não são diagnosticados de acordo com um estudo realizado nos Estados Unidos [15,16]. Um estudo epidemiológico publicado em 2007, realizado num ambiente escolar na província de Ariana e envolvendo 6.284 crianças tunisinas em idade escolar, utilizou anticorpos IgA anti-transglutaminase (TG) 2 como método de rastreio. Os resultados mostraram uma prevalência de DC de 1/157, com a maioria das crianças rastreadas apresentando formas atípicas ou silenciosas [17]. A DC afecta as mulheres 2 a 3 vezes mais do que os homens [12]. Pode afetar todos os grupos etários. No entanto, a incidência é aproximadamente 2 vezes maior em crianças do que em adultos, com uma incidência de 21,3/100.000 pessoas por ano em comparação com 12,9 em adultos [18].

Vários estudos identificaram um grupo de risco que engloba indivíduos com maior probabilidade de desenvolver DC e que são aqueles que têm [19]:

- Um familiar de primeiro grau (pais, irmãos) com DC.
- Outra doença autoimune, nomeadamente a diabetes de tipo I e a tiroidite de Hashimoto.
- Deficiência de IgA.
- Uma anomalia genética como a trissomia 21, a síndrome de Turner ou a síndrome de Williams-Beuren.

1.3 Etiopatogénese

A DC é uma doença multifatorial. O seu aparecimento depende da predisposição genética e da intervenção de factores ambientais.

1.3.1. Factores ambientais

1.3.1.1. Glúten

O glúten é um grupo de proteínas que são essenciais para a formação da massa devido às suas propriedades viscoelásticas únicas [2]. Estas proteínas são classificadas em duas famílias com diferentes solubilidades em álcool: prolaminas e glutelinas. As prolaminas do trigo, do centeio e da cevada são conhecidas por serem tóxicas para as pessoas com DC. Em cada espécie destes três cereais, esta fração é designada por nomes específicos: gliadina para o trigo, hordenina para a cevada e secalina para o centeio. As gliadinas, que são as prolaminas tóxicas do trigo, são proteínas monoméricas classificadas de acordo com a sua mobilidade electroforética em quatro grupos: α-, β-, γ-, ω- gliadinas [20].

A toxicidade das prolaminas deve-se principalmente ao seu elevado teor de prolina, que as torna resistentes à degradação enzimática e é responsável pela elevada imunogenicidade do glúten. De facto, uma proporção elevada (80%) deste aminoácido impede a proteólise completa do glúten pelas enzimas da borda em escova do intestino e pelas enzimas gástricas e pancreáticas, deixando péptidos muito longos que atingem a mucosa do intestino delgado e são responsáveis pela inflamação e pela resposta autoimune em indivíduos intolerantes ao glúten [9].

1.3.1.2. Alteração do microbiota intestinal

As alterações na microbiota contribuem para muitas doenças imunitárias crónicas, como a DC. Foram propostos vários mecanismos para elucidar o envolvimento do microbiota intestinal na patogénese da DC e na perda de tolerância ao glúten. Nos últimos anos, numerosos estudos examinaram o microbiota fecal, salivar e duodenal em doentes celíacos. Foi observada uma diminuição de espécies benéficas, como *Lactobacillus* e *Bifidobacterium*, e um aumento de espécies patogénicas, como *Bacteroides* e *Escherichia coli*, em comparação com indivíduos saudáveis. *Os Lactobacillus* e *as Bifidobacterium* contribuem para a degradação do glúten, levando a alterações no seu potencial imunogénico. Estudos demonstraram que os agentes patogénicos oportunistas e os comensais intestinais têm padrões distintos de degradação do glúten, levando a um aumento ou a uma diminuição da imunogenicidade, o que pode influenciar o risco de autoimunidade. Além disso, *os Lactobacillus* são capazes de desintoxicar os péptidos imunogénicos depois de terem sido parcialmente digeridos pelas proteases humanas. Além disso, na presença de *Lactobacillus*, os péptidos imunogénicos produzidos pelas proteases *de P.aeruginosa* são também degradados, tornando-os menos imunogénicos **(Figura 2)**. Outra investigação demonstrou uma relação entre a disbiose e um aumento na libertação de zonulina, que perturba a integridade das junções apertadas e promove a penetração de péptidos de gliadina parcialmente digeridos na lâmina própria [21,22].

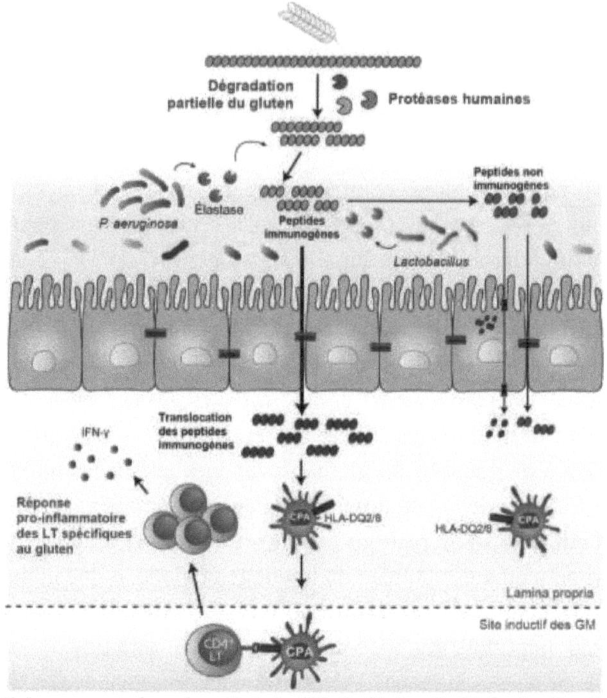

APC: célula apresentadora de antigénio; TL: linfócitos T; GM: gânglios linfáticos mesentéricos;
HLA: *antigénio leucocitário humano*; IFN: interferão; CD: *agrupamento de diferenciação*;
P.aeruginosa: *Pseudomonas aeruginosa*

Figura 2: Modulação da patogénese da doença celíaca durante a digestão do glúten na presença de *P. aeruginosa* e *Lactobacillus* [23].

1.3.1.3. Idade de introdução do glúten e de amamentação

Foram efectuados numerosos estudos para avaliar o papel da idade de introdução do glúten e do aleitamento materno na prevenção da DC. Os resultados desses estudos são contraditórios. De acordo com as últimas recomendações de 2016 da *Sociedade Europeia de Gastroenterologia, Hepatologia e Nutrição Pediátrica* (ESPGHAN), o glúten deve ser introduzido na dieta entre o quarto e o décimo segundo mês [24]. O consumo de grandes quantidades de glúten não é recomendado durante os primeiros meses após a introdução do glúten nos bebés amamentados. De facto, o aleitamento materno oferece proteção contra a DC devido à presença de factores imunocompetentes que fortalecem o sistema imunitário da criança contra infecções gastrointestinais. Além disso, o leite materno estimula a maturação do sistema imunitário da mucosa intestinal, uma vez que contém uma grande quantidade de microRNA. Estas pequenas moléculas de ARN não codificantes regulam, a nível pós-transcricional, a expressão de genes envolvidos nos mecanismos de proliferação celular e apoptose [25]. No entanto, a *Sociedade Europeia para o Estudo da Doença Celíaca* (ESsCD) publicou em 2019 no European Journal of Gastroenterology que a duração da amamentação e o tempo de introdução do glúten não têm impacto no risco de desenvolver DC. Até à data, não existe qualquer recomendação relativamente à introdução precoce (aos 4 meses) ou tardia (aos 6 ou mesmo aos 12 meses) do glúten em crianças de risco [8].

1.3.1.4 Infecções intestinais virais e bacterianas

As infecções intestinais podem contribuir para o aparecimento da DC em indivíduos geneticamente predispostos de várias formas. As infecções virais repetidas na infância podem afetar a maturação do sistema de defesa intestinal e predispor a criança a mais infecções bacterianas e a alterações a longo prazo na microbiota intestinal [26]. Um estudo recente [27] revelou que as crianças expostas a *enterovírus* antes dos três anos de idade tinham um risco mais elevado de desenvolver DC mais tarde na vida. Isso ocorre porque *os enterovírus* provocam uma resposta imune excessiva no intestino, levando à rutura da barreira da mucosa intestinal, o que resulta em aumento da translocação de peptídeos de glúten para a mucosa e aumento da permeabilidade intestinal. Além disso, *os enterovírus* emitem um sinal de perigo, activando as células dendríticas que apresentam os péptidos de glúten modificados por TG2 aos linfócitos T (LT) *do cluster de diferenciação* (CD) 4 reactivos ao glúten, que são responsáveis pela resposta imunitária anormal e, consequentemente, pela quebra da tolerância aos péptidos de glúten.

Além disso, a infeção por *reovírus* leva a um aumento da sinalização do interferão tipo 1 (INF) e a um aumento da expressão do fator de transcrição regulador 1 do INF, que bloqueia a conversão de LTs em LTs CD4 reguladores, promovendo assim uma resposta pró-inflamatória aos antigénios alimentares [4]. Vários estudos mostraram também que as infecções, principalmente as induzidas por *Clostridium difficile* e *Helicobacter pylori,* podem desempenhar um papel na indução da DC. A incidência de infeção por *Clostridium difficile* num grupo de doentes com DC foi estimada em 56/100.000 pessoas por ano. Além disso, quase 63% dos pacientes com DC têm infeção por *Helicobacter pylori* [28]. Um estudo recente mostrou que biópsias duodenais de pacientes com DC mostraram atividade proteolítica elevada correlacionada com a proliferação de patógenos oportunistas específicos como *Pseudomonas*. O aparecimento da doença tem sido associado a um aumento da permeabilidade intestinal por vários mecanismos, tais como a ativação de receptores (*"Toll like receptors"* (TLR) ou *"Protease activated receptors"* (PAR)) que conduzem à produção de citocinas pró-inflamatórias ou à modificação dos componentes da barreira intestinal (junções estreitas ou mucosa intestinal) que conduzem a uma quebra na tolerância ao glúten [26].

1.3.2. Predisposição genética

Uma predisposição genética em pacientes com DC foi demonstrada por estudos de concordância em gémeos monozigóticos (75%-80%) e estudos da transmissão da doença em parentes de primeiro grau (~10%-15%   )   [13]. Os factores genéticos na DC envolvem particularmente o sistema HLA ("*Human Leukocyte Antigen*"), que é codificado pelos genes HLA localizados no cromossoma 6 (6p21), compreendendo três sub-regiões: HLA-DP, HLA-DQ e HLA-DR [29]. Aproximadamente 95% dos pacientes com DC expressam a molécula DQ2 e os restantes 5% dos pacientes expressam a molécula DQ8 [1]. A molécula HLA-DQ é um heterodímero composto por uma cadeia alfa codificada pelo gene HLA-DQA1 e uma cadeia beta codificada pelo gene HLA-DQB1. Os dois componentes deste heterodímero são codificados pelos genes HLA-DQA1 e HLA-DQB1 em cis (herdados pelo mesmo progenitor) ou em trans (herdados por cada um dos dois progenitores) (**Figura 3**) [30].

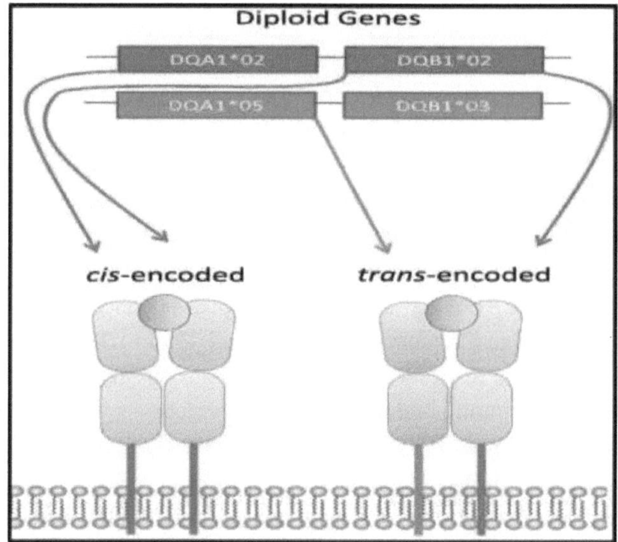

Figura 3: Representação de uma molécula HLA-DQ codificada em cis e trans [30].

Os diferentes serotipos HLA-DQ derivam essencialmente do polimorfismo das cadeias DQA1 e DQB1. Para cada serótipo, existem vários alelos correspondentes (**Quadro I**). O alelo HLA-DQB1*02 do HLA-DQ2.5 e HLA-DQ2.2 confere um maior risco de DC do que o alelo HLA-DQB1*03 do HLA-

DQ8 **[5,31]**.

Tabela I: Correspondência entre o serótipo e os alelos responsáveis pela doença celíaca [30].

Alelos HLA-DQA1	Alelos HLA-DQB1	Haplótipo	Serotipo
DQA1*05	DQB1*02	DQ2.5	DQ2
DQA1*03	DQB1*03	DQ8	DQ8
DQA1*02	DQB1*02	DQ2.2	DQ2

HLA: *Antigénio Leucocitário Humano*

A presença de um haplótipo HLA-DQ2 e/ou DQ8 é o principal fator de risco para a DC. Estes haplótipos estão presentes em quase 30% da população geral, enquanto que apenas cerca de 1% da população tem DC, demonstrando que a sua presença é essencial mas não suficiente para desenvolver a doença **[30]**.

1.4 Fisiopatologia da doença celíaca

1.4.1. Degradação do glúten

No lúmen intestinal, o glúten é decomposto por enzimas digestivas, libertando sequências de péptidos que contêm um fragmento tóxico (imunogénico). Devido à ausência de uma atividade de prolil-endopeptidase capaz de clivar os péptidos que contêm resíduos de prolina, estas sequências de péptidos são resistentes às proteases gastrointestinais e às enzimas da membrana da borda em escova do intestino delgado. Esta resistência dos péptidos imunogénicos deve-se à sua composição única de aminoácidos, com um elevado teor de prolina (15%) e glutamina (35%) e uma elevada percentagem de aminoácidos hidrofóbicos (19%). Os péptidos imunogénicos resultantes desta digestão incompleta induzirão respostas imunitárias inatas e adaptativas **[32,33]**.

1.4.2. Atravessar a barreira epitelial

Uma alteração na permeabilidade intestinal é observada em indivíduos com DC. Ao nível da parede epitelial, a ligação da gliadina aos receptores de membrana CXCR3 desencadeia a secreção de zonulina, que é considerada um modulador das junções apertadas intestinais **[34,35]**. A secreção de zonulina pelos enterócitos induz uma alteração nas proteínas das junções estanques intercelulares, levando ao seu relaxamento. O resultado é um aumento da permeabilidade intestinal, que favorece a passagem paracelular da gliadina para o compartimento subepitelial **(Figura 4) [34,36]**.

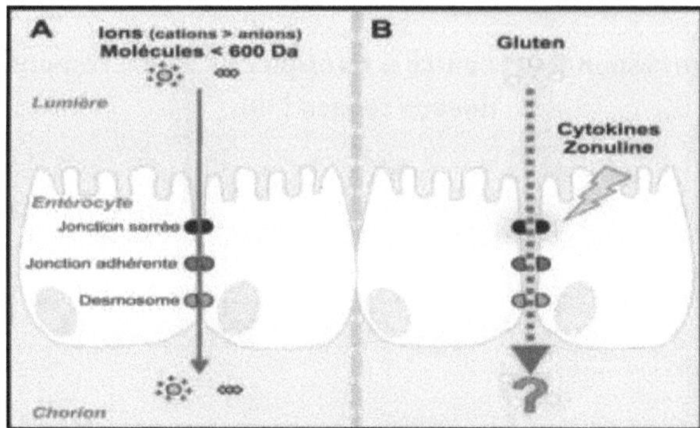

Figura 4: Transporte paracelular de glúten em condições fisiológicas e na doença celíaca [34].

O mecanismo de transporte da gliadina através da via transcelular está intimamente ligado ao recetor CD71. Em condições fisiológicas, o CD71 encontra-se exclusivamente na membrana basal dos enterócitos localizados nas criptas. Num doente celíaco, o CD71 está sobre-expresso no epitélio da membrana apical dos enterócitos. Esta sobreexpressão pode dever-se a várias causas, como a deficiência de ferro, a inflamação ou a infeção **(Figura 5) [34]**.

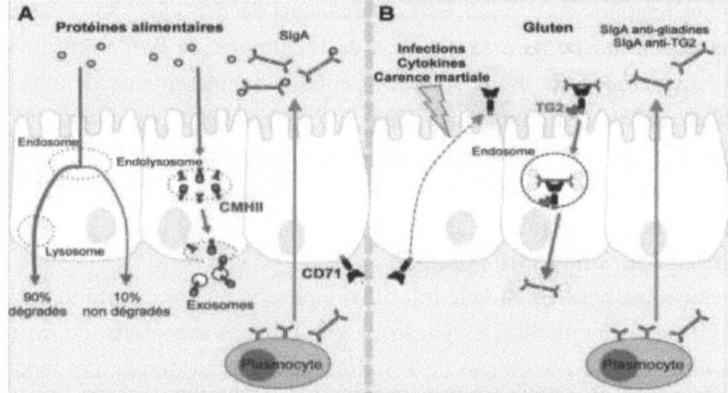

MHC: Complexo de Histocompatibilidade; CD: *Aglomerado de diferenciação*; SIgA: Imunoglobulina A secretora; TG2: Transglutaminase 2

Figure 5   Transporte transcelular de glúten em condições fisiológicas (A) e na doença celíaca (B) [34].

5.4.3. Formação de um complexo gliadina-transglutaminase 2 na lâmina própria

A TG2 é uma enzima multifuncional ubíqua. Catalisa dois tipos de reacções: a transamidação e a desamidação dos resíduos de glutamina do substrato. Durante a DC, os péptidos de glúten são desamidados pela TG2. Esta desamidação converte os resíduos de glutamina em glutamatos, o que introduz cargas negativas nos péptidos de glúten, favorecendo a sua ancoragem em bolsas peptídicas formadas por aminoácidos de carga positiva (moléculas HLA-DQ2 ou DQ8), formando assim um complexo que é reconhecido pelos LT **(Figura 6)**. Por outro lado, o complexo peptídico TG2-desamida da gliadina actua como um auto-antigénio que estimula a produção de IgA específica, o que explica o aparecimento de auto-anticorpos contra o TG2 em doentes celíacos expostos ao glúten e o seu desaparecimento após a GFD **[37]**.

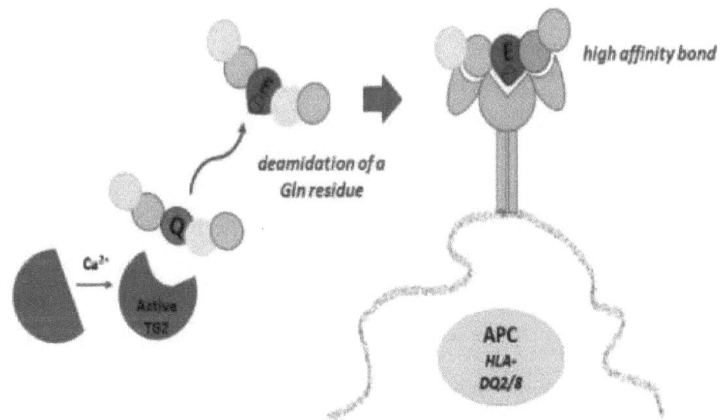

²HLA: *Sistema de antigénio leucocitário humano;* Ca+: Catião cálcio; APC: *Célula apresentadora de antigénio*; TG2: Transglutaminase 2; Gln: Gliadina

Figure 6   Desamidação de um péptido de gliadina pela transglutaminase 2
e reconhecimento por moléculas DQ2/8 localizadas em células apresentadoras de antigénios
células apresentadoras de antigénios [37].

6.4.4. Papel da imunidade inata

A fisiopatologia da DC envolve uma resposta imunitária inata que constitui a primeira linha de defesa do organismo. Esta envolve diferentes tipos de células e intervenientes moleculares que desempenham um papel importante na apresentação de antigénios e na produção de citocinas que amplificam a resposta imunitária adaptativa. As IL-15 e -18 desempenham um papel importante na imunidade inata, induzindo a proliferação e o recrutamento de linfócitos intra-epiteliais (IELs) na mucosa intestinal e promovendo a sua ação citotóxica através da expressão de moléculas como o ligando Fas (FasL), a perforina, a granzima B e o *membro D do grupo 2 de assassinos naturais* (NKG2D) [2]. O péptido α-gliadina 31-43 é capaz de penetrar nas células epiteliais, desencadeando uma resposta imunitária inata e activando o processo de stress epitelial. Esta ativação leva à sobreexpressão de IL-15 pelos enterócitos e pelas células mononucleares na lâmina própria. A sobreexpressão de IL-15 estimula a expressão de MICA/B (moléculas de stress e ligando o recetor NKG2D) nos enterócitos e a expressão de receptores de células *natural killer* (NK), induzindo uma resposta citotóxica contra as células epiteliais **(Figura 7) [38]**. Além disso, o péptido 31-43 pode ativar a via de sinalização da *proteína* cinase *activada por mitogénio* (MAP). Esta via está envolvida na regulação do crescimento, diferenciação e sobrevivência dos enterócitos, promovendo a proliferação das células epiteliais e contribuindo para a hiperplasia das criptas intestinais **[39]**. Na DC, foram detectados níveis elevados de citocinas pró-inflamatórias, como IFN-γ e IL-15, nas lesões intestinais. Estas citocinas contribuem para a progressão da doença ao promover a inflamação e perturbar a resposta imunitária anti-inflamatória. A IL-15, como citocina pleiotrópica, promove a inflamação de várias formas. Induz a acumulação de linfócitos intra-epiteliais citotóxicos nas lesões da mucosa observadas nos doentes celíacos. Também perturba a atividade supressora dos LT reguladores e interfere com a sinalização *do fator de crescimento transformador* (TGF) β. Além disso, ativa os linfócitos T CD4+. Além disso, a IL-15 pode levar ao desenvolvimento de linfoma T através da expansão de clones ILL aberrantes **[4]**.

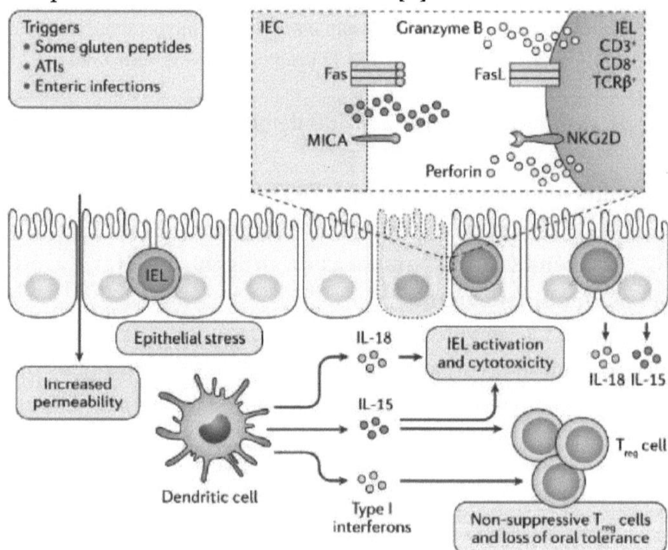

ATI: *"α- Amylase-Trypsin inhibitors"*; IL: Interleucina; IEL: *"Intraepithelial lymphocytes"*; IEC: *"Intestinal epithelial cells"*; FasL: Fas ligand; NKG2D: *"Natural Killer group 2 member D"*; MICA: *"Major histocompatibility complex class I chain- related protein A"*; Treg: T regulatory lymphocyte; TCRβ: *"T-cell recetor beta"*;

**Figure 7   Resposta imunitária inata envolvida na doença celíaca
[2].**

7.4.5. Papel da imunidade adaptativa

Na lâmina própria, o péptido de glúten transportado e desamidado pelo TG2 liga-se às moléculas HLA-DQ2 ou DQ-8 expressas na superfície das células apresentadoras de antigénios (APCs), induzindo a ativação dos LTs CD4+ intestinais e activando uma cascata de reacções inflamatórias. A ativação dos LT CD4+ leva à libertação de citocinas pró-inflamatórias, como o IFN-γ e *o fator de necrose tumoral* (TNF) α. Estas citocinas estimulam os linfócitos *T-helper* (TH) 1 a produzir IL-15 e IL-21, levando à ativação de ILLs CD8+ citotóxicas, que causam lesões intestinais **(figura 8).**
[40].

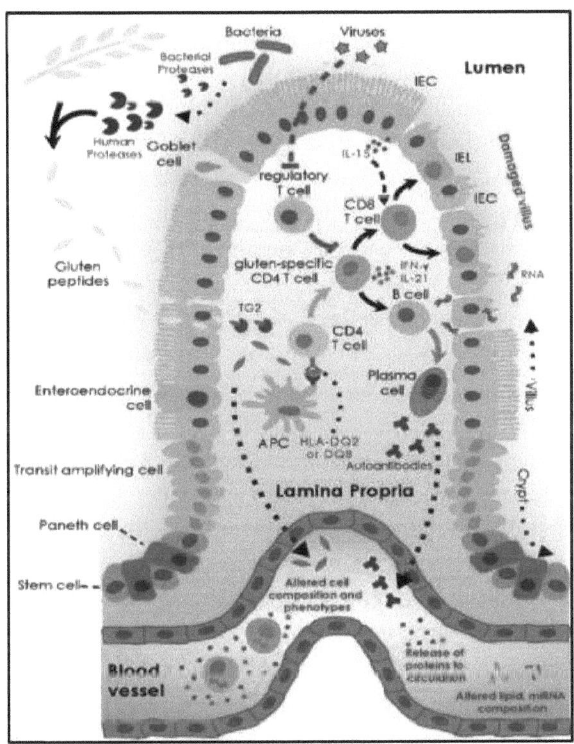

APC: *Célula apresentadora de antigénio*; TG2: *Transglutaminase 2*; CD: *Agrupamento de diferenciação*; Célula T: Linfócito T; Célula B: Linfócito B; IFN: Interferão; IL: Interleucina; HLA: *Sistema de antigénio leucocitário humano*; IEC: *Intraepitelial linfócitos"*; IEL: *"Células epiteliais intestinais"*; ARN: *"Ácido ribonucleico"*;

Figure 8   Respostas imunitárias envolvidas na doença celíaca [41].

Além disso, os linfócitos B (LB) sofrem uma diferenciação em células plasmáticas que segregam Ac anti-gliadina (AAG), Ac anti-péptido desamida de gliadina (PGD), Ac anti-endomísio (AAE) e Ac anti-TG2 sob o efeito de linfócitos TH2. Os anticorpos, particularmente a IgG anti-gliadina e a IgA anti-TG2, promovem a ativação da via clássica do complemento, levando a um aumento da produção de C3a e C5a. Estas anafilatoxinas aumentam a permeabilidade vascular e desencadeiam a degranulação dos mastócitos responsáveis pelas lesões e atrofia das vilosidades. Os anticorpos anti-TG2 podem também desempenhar um papel na diferenciação dos enterócitos, bloqueando a ativação do TGF-β. Os anticorpos anti-TG2 ligam-se ao TG2 e interrompem a sua interação com o TGF-β. Isto irá impedir a ativação desta citocina e afetar potencialmente a diferenciação dos enterócitos [42]. Uma análise de células T CD4+ não estimuladas com glúten do sangue de pacientes com DC mostrou um aumento significativo na expressão do gene IFN-γ e uma diminuição na expressão do gene BACH2. A combinação destes dois factores conduz a um estado inflamatório mediado por linfócitos TH1. Por outro lado, uma vez que o BACH2 é um fator de transcrição regulador do sistema imunitário, uma redução da sua expressão conduzirá a um aumento dos LTs efectores e a uma diminuição dos LTs reguladores, o que também promove a inflamação [4].

1.5.Formas clínicas da doença celíaca

A DC é um verdadeiro camaleão em termos de forma clínica. Pode apresentar-se de diferentes formas [43]. Em 2011, a classificação de Oslo foi usada para descrever as diferentes apresentações clínicas da DC e padronizar a nomenclatura usada na literatura científica e clínica [44]. No entanto, desde a sua publicação, alguns especialistas criticaram a categorização "clássica / não clássica" por não refletir totalmente as apresentações clínicas actuais da DC [6]. "Em 2016, a *Organização Mundial de Gastroenterologia Global Guidelines Celiac Disease* propôs uma classificação alternativa da DC baseada na classificação de Oslo de 2011. Em 2020, a ESPGHAN publicou uma descrição baseada na presença ou ausência de sintomas clínicos, bem como nos resultados de testes serológicos e biópsias do intestino delgado [45].

1.5.1. Formas sintomáticas

1.5.1.1.   Forma sintomática clássica

Nesta forma clássica, a diarreia com fezes abundantes é a manifestação mais frequente da DC nas crianças. Pode ser acompanhada de náusea, anorexia e apatia. Vómitos recorrentes, atraso no crescimento ou na puberdade e baixa estatura são também caraterísticas da DC clássica [43]. Nos adultos, a diarréia continua sendo o principal sintoma associado a inchaço, dor abdominal e perda de peso [6].

1.5.1.2. Forma sintomática não clássica

Nos últimos anos, a forma sintomática não clássica, na qual os sintomas digestivos são menos pronunciados ou estão ausentes, tornou-se cada vez mais comum. Manifesta-se mais frequentemente por sinais extradigestivos. Os sinais mais sugestivos podem incluir anemia, osteoporose, dermatite herpetiforme e distúrbios neurológicos [6,43].

1.5.2. Forma assintomática

A DC pode também apresentar-se numa forma assintomática. Devido a esta apresentação clínica insidiosa, a DC é frequentemente descoberta por acaso. De facto, o doente não apresenta sinais clínicos sugestivos apesar dos testes serológicos positivos (presença de anticorpos séricos) e da presença de lesões histológicas caraterísticas na biopsia duodenal [6,46].

1.5.3. Forma potencial

De acordo com as últimas recomendações da ESPGHAN de 2020, a forma potencial da DC caracteriza-se pela presença de níveis elevados de Ac anti-TG2 e Ac anti-endomísio (EAA) no sangue, sem lesões histológicas ou apenas com pequenas alterações. As pessoas com esta forma podem ser assintomáticas ou podem apresentar sintomas clássicos ou atípicos de DC [3,45].

1.5.4. Forma latente

Muitas vezes, há confusão entre os termos "forma latente" e "forma potencial" da DC. Por essa razão, os especialistas decidiram evitar o uso do termo "latente" para descrever essa forma de DC, optando pelo termo "potencial" [44].

1.5.5. Forma refractária

A forma refratária da DC é caracterizada pela presença de sintomas clínicos e uma síndrome de má absorção que persistem ou recorrem, com a presença de atrofia das vilosidades apesar de uma GFD rigorosa por mais de 12 meses. A DC refractária é classificada em dois tipos de acordo com a percentagem de expressão aberrante de LIE [46] :

- Tipo I: a proporção de LIE aberrantes é inferior a 20%.

- Tipo II: a proporção de LIE aberrantes é superior a 20%. Esta forma é considerada um pré-linfoma ou um linfoma de baixo grau.

1.5.6. Forma seronegativa

A DC seronegativa é uma forma de DC que não é descrita pela classificação de Oslo. De acordo com as recomendações de 2021 da American Gastrological Association, esta forma é definida pela presença de uma anomalia histológica ativa acompanhada de serologia negativa para anti-TG2 Ac, anti PDG Ac e AAE e genética compatível em doentes com ou sem sinais e sintomas gastrointestinais, excluindo qualquer outra causa de enteropatia [47].

1.6.Manifestações clínicas

Embora a DC seja definida como uma enteropatia, sua expressão sintomática é extremamente variável, incluindo sintomas gastrointestinais e manifestações extra-intestinais **(Figura 9) [3].**

Hipoplasia do esmalte dentário Ulceração aftosa recorrente da boca

Figura 9: Manifestações clínicas da doença celíaca [2].

1.6.1. Doenças do aparelho digestivo

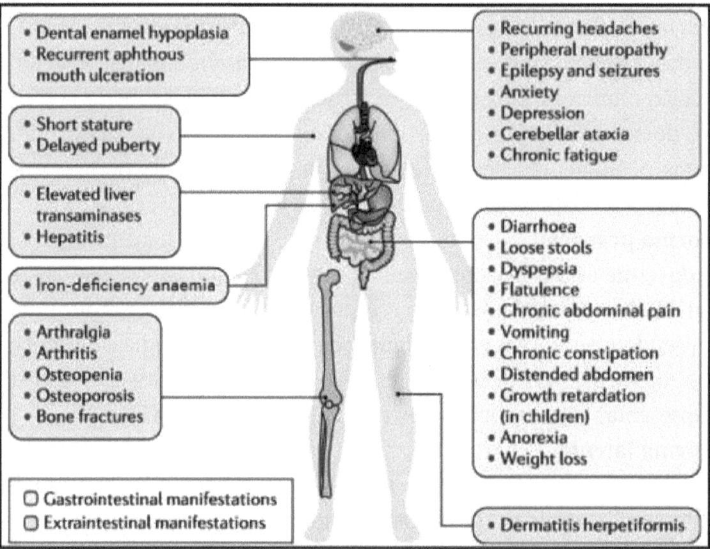

A apresentação gastrointestinal da DC é caracterizada por uma série de sinais clínicos de intensidade variável. Nas crianças com menos de 3 anos de idade, os sintomas podem incluir diarreia, perda de apetite e distensão abdominal. As crianças mais velhas e os adultos também podem apresentar estes sintomas, bem como obstipação, inchaço, dor abdominal e perda de peso. Por outro lado, um quadro clínico que combine diarreia crónica com síndrome de má absorção, perda de peso e astenia significativa é bastante raro em adultos. Em casos raros, podem ser observadas consequências graves, como caquexia, sarcopenia, hipoalbuminemia significativa e desequilíbrio eletrolítico que requerem hospitalização. No entanto, é bastante comum uma apresentação semelhante à síndrome do cólon irritável. Esta manifesta-se por obstipação ou alternância de diarreia e obstipação e/ou sintomas semelhantes à dispepsia, como náuseas e, por vezes, vómitos [6].

1.6.2. Manifestações extradigestivas

De acordo com os estudos mais recentes, as manifestações extradigestivas tendem a ser as mais frequentes em crianças e adultos **(Figura 9)** [6].

### 1.6.2.1.	Manifestações osteoarticulares

A osteoporose é a manifestação osteoarticular mais comum da DC, afetando até 70% dos pacientes. O dano causado à mucosa intestinal pela ingestão de glúten reduz a absorção de cálcio e vitamina D, dois nutrientes essenciais para a manutenção da densidade óssea, e aumenta o risco de fracturas ósseas. Em crianças, o atraso no crescimento e a baixa estatura podem indicar DC [2,5]. A osteomalácia, caracterizada por fraqueza muscular, dor óssea e fracturas espontâneas secundárias à absorção reduzida de vitamina D, pode também ser observada em doentes celíacos. A artralgia e a artrite são também comuns em doentes com DC. Aproximadamente 20-30% dos pacientes relatam dor articular no momento do diagnóstico da DC [48].

### 1.6.2.2.	Manifestações hematológicas

A anemia por deficiência de ferro é a segunda forma mais comum de apresentação da DC. A DC expõe os pacientes à deficiência marcial devido à má absorção de ferro. O resultado é uma anemia microcítica observada em cerca de 40% dos casos [49]. Mais raramente, os celíacos podem sofrer de deficiência de vitamina B12 e folato, o que leva a anemia macrocítica. A leucopénia e a trombocitopenia também podem ser observadas [6]. Anormalidades da coagulação associadas à absorção defeituosa de vitamina K foram descritas em alguns casos de DC [50].

### 1.6.2.3.	Manifestações neurológicas

A relação entre a DC e os distúrbios neurológicos foi descrita pela primeira vez em 1966 pelos Drs. Cooke e Smith, que observaram sinais de ataxia cerebelar e neuropatia periférica em pacientes com DC. A ataxia cerebelar, conhecida como ataxia do glúten, é frequentemente um dos primeiros sintomas neurológicos a aparecer. Os doentes celíacos afectados pela ataxia de glúten apresentam um tipo particular de défice neurológico, que é a perda de células de Purkinje. Inicialmente, estes danos eram atribuídos a carências vitamínicas de vitaminas B1, B3, B6 ou B12. No entanto, estudos recentes demonstraram que os AAG e os anticorpos anti-TG2 têm uma afinidade pelos núcleos cerebelares profundos, pelos neurónios do tronco cerebral e pelo córtex, levando a uma reatividade cruzada com epítopos comuns nas células de Purkinje e causando assim os seus danos. A segunda manifestação neurológica mais comum registada em doentes com DC é a neuropatia periférica. Esta é frequentemente descoberta como resultado de dificuldade em escrever, sensação de formigueiro e sensibilidade reduzida à dor ou ao calor em contacto com a pele [51]. Outras manifestações neurológicas associadas à DC incluem cefaleias e epilepsia. Cerca de 20% dos doentes celíacos sofrem de cefaleias. Em crianças com DC, a prevalência de epilepsia é 1,5 vezes maior do que na população em geral [3].

1.6.2.4.   Impacto da doença celíaca na fertilidade

A DC é considerada um fator de risco para a infertilidade. Dados clínicos e epidemiológicos demonstraram que a DC afecta os sistemas reprodutores masculino e feminino. A DC pode estar associada a um atraso na puberdade, menopausa precoce, amenorreia e redução da fertilidade. Vários estudos demonstraram que a DC pode aumentar o risco de aborto espontâneo e parto prematuro em doentes celíacos grávidas [3,6]. Na população masculina que sofre de DC, podem ser observadas anomalias na morfologia e motilidade dos espermatozóides [51].

1.6.2.5.   Manifestações mucocutâneas

Há evidências de que os pacientes com DC correm o risco de desenvolver uma variedade de doenças de pele, como dermatite herpetiforme, psoríase, dermatite atópica, urticária e alopecia irregular. A dermatite herpetiforme é a manifestação dermatológica mais comum da DC [48,51]. Cerca de 10% dos adultos com doença celíaca desenvolvem dermatite herpetiforme, caracterizada por lesões papulovesiculares pruriginosas, particularmente nos cotovelos, joelhos, nádegas e couro cabeludo [2].

1.7.Diagnóstico da doença celíaca

1.7.1. Diagnóstico clínico

O início dos sintomas clínicos é um dos factores chave no diagnóstico da DC. Por essa razão, o exame clínico deve ser meticuloso para que o diagnóstico de DC não seja perdido [46].

1.7.2. Diagnóstico serológico

Nos últimos 20 anos, a utilização de testes serológicos levou a um aumento significativo dos casos diagnosticados de DC. Os marcadores serológicos da DC são classificados em dois grupos [6]:

* AutoAbs dirigidos a auto-antigénios: AAE e anti-TG2 Ac
* Ácidos que visam as prolaminas tóxicas: Ácidos AAG e anti-PGD

Os anticorpos observados na DC são dos isótipos IgA e IgG. Apenas os anticorpos IgA são considerados altamente específicos para a DC. No entanto, os anticorpos IgG são procurados em doentes com deficiência de IgA [6].

1.7.2.1.   Anticorpos anti-gliadina

O anticorpo anti-gliadina foi o primeiro marcador serológico da DC a ser desenvolvido no início da década de 1980. Na altura, foi amplamente utilizado para diagnosticar a DC. No entanto, devido à sua falta de sensibilidade e especificidade, este teste serológico já não é recomendado para o rastreio de doentes em risco de DC, tendo sido substituído por testes serológicos mais sensíveis e específicos. O seu papel está agora limitado à identificação de indivíduos com intolerância não celíaca ao glúten **[6,8]**.

1.7.2.2.   Anticorpos anti-endomísio e anticorpos anti-transglutaminase 2

A pesquisa de anticorpos do isótipo EAA e IgA anti-TG2 é o padrão de ouro para o diagnóstico biológico da DC. Estes dois testes têm uma sensibilidade e especificidade superiores a 95%. Os EAA do isótipo IgA são testados por imunofluorescência indireta (IFI) em secções de esófago de macaco **(Figura 10)** ou em secções de cordão umbilical humano. Os auto-anticorpos IgA anti-TG2, por outro lado, são detectados por *ensaio de imunoabsorção enzimática* (ELISA). Estes dois auto-anticorpos são frequentemente apresentados como equivalentes, uma vez que são dirigidos contra o mesmo auto-antigénio: TG2. De facto, o teste para os auto-anticorpos anti-TG2 do isotipo IgA é mais sensível do que o teste para os auto-anticorpos do isotipo IgA, mas é menos específico. Este último é mais caro e requer um observador experiente para interpretar corretamente os resultados da IFI. É utilizado como teste de confirmação, particularmente quando o título de anti-TG2 é inferior a 2 vezes o limiar de positividade **[8,52]**.

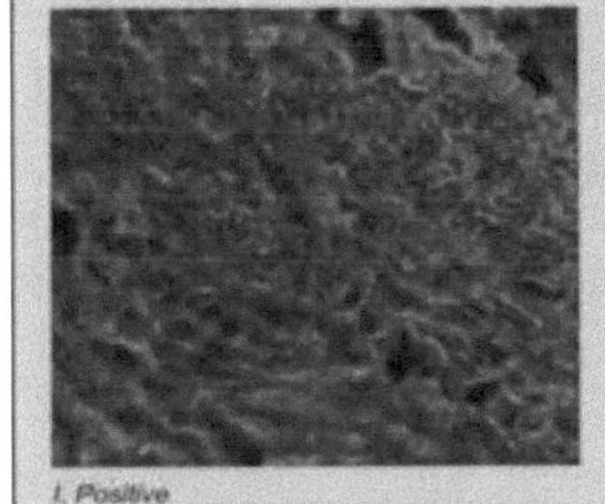

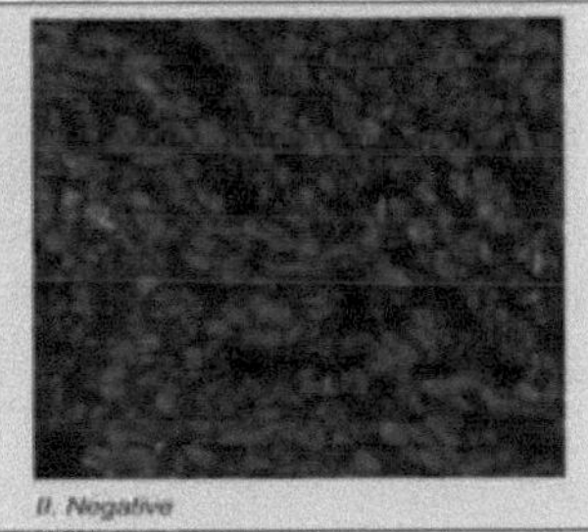

I) Presença de anticorpos IgA anti-endomísio, II) Ausência de anticorpos IgA anti-endomísio.

**Figura 10: Imunofluorescência indireta realizada numa secção
de esófago de macaco [53].**

1.7.2.3. Anticorpos contra os péptidos desamidados da gliadina

Os anticorpos IgG ou IgA anti-PDG são testados por ELISA e não têm vantagem sobre os anticorpos anti-TG2. O teste de IgG anti-PDG é o teste de eleição para doentes com deficiência de IgA ou para crianças com menos de dois anos de idade, uma vez que a sensibilidade de outros testes é baixa antes desta idade **[8,54]**.

1.7.3. Diagnóstico histológico e endoscopia

1.7.3.1. Endoscopia

Apesar da sensibilidade e especificidade limitadas para detetar DC, certos achados endoscópicos devem levantar suspeitas. Estes achados duodenais incluem **(Figura 11)**:

- Irregularidade da dobra
- Fissuração das pregas e aspeto de mosaico da mucosa
- Achatamento das pregas e/ou desaparecimento das pregas
- Redução do número e do tamanho das dobras
- Ausência de vilosidades em grande ampliação
- Aspeto granuloso da parte bulbar do duodeno

Aproximadamente um terço dos pacientes celíacos recém-diagnosticados tem uma aparência endoscópica normal. Portanto, quando há suspeita de DC, biópsias devem ser realizadas mesmo na presença de uma aparência endoscópica normal **[8,55]**.

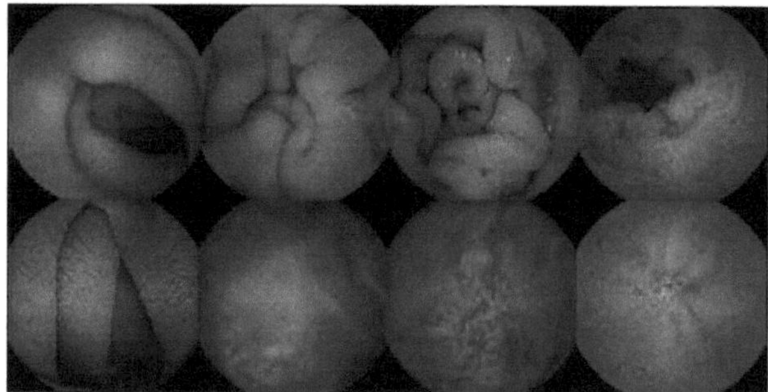

Figura 11: Imagem endoscópica da mucosa do intestino delgado [56] linha superior: indivíduo saudável, linha inferior: doente celíaco

1.7.3.2. Biópsias duodenais

Durante muito tempo, as biópsias duodenais foram consideradas o *"padrão ouro"* para o diagnóstico da DC. Devido à distribuição irregular das lesões da DC, recomenda-se que sejam colhidas várias amostras de diferentes locais **[46]** :

- Quatro biopsias da segunda parte do duodeno
- Dois outros no bulbo duodenal.

Várias classificações têm sido propostas para determinar a gravidade da atrofia vilosa. Atualmente, a classificação de Marsh modificada por Oberhüber **(Tabela II)** é a mais utilizada pelos patologistas para o diagnóstico inicial e para avaliar a regressão das lesões causadas pela DC após a RSG **[8]**.

Quadro II: Classificação de Marsh-Oberhüber [57].

Critérios histológicos			
Tipo	**LIE > 25 por 100 células epiteliais**	**Hiperplasia das criptas**	**Atrofia das vilosidades**
Tipo 1	Sim	Não	Não
Tipo 2	Sim	Sim	Não
Tipo 3a	Sim	Sim	Parcial

| Tipo 3b | Sim | Sim | Subtotal |
| Tipo 3c | Sim | Sim | Total |

LIE: Linfócitos intra-epiteliais

Corazza e Villanacc propuseram um sistema de classificação mais simples **(Tabela III)** para facilitar a comparação entre biópsias de seguimento **[8]**.

Tabela III: Classificação de Corazza e Villanacci [57].

Critérios histológicos			
Grau	**LIE > 25 por 100 células epiteliais**	**Hiperplasia das criptas**	**Atrofia das vilosidades**
Grau A	Sim	Não	Não
Grau B1	Sim	Sim	Parcial
Grau B2	Sim	Sim	Total

LIE: Linfócitos intra-epiteliais

1.7.4. Tipagem HLA

A presença das moléculas HLA-DQ2 e HLA-DQ8 é um fator de risco genético essencial para o desenvolvimento da DC. A tipagem HLA não é realizada rotineiramente para o diagnóstico da DC, uma vez que 30% a 40% da população geral é portadora dos genes HLA-DQ2 e/ou IILA-DQ8 **[46]**. Quando o teste HLA-DQ2/8 é negativo, o diagnóstico de DC é altamente improvável (valor preditivo positivo maior que 99%). A genotipagem HLA é recomendada nas seguintes situações **[8]**:

• Presença de lesões histológicas caraterísticas com serologia negativa, ou vice-versa.

• Identificação de indivíduos em risco que tenham um familiar de primeiro grau (pais, irmãos) com DC, para que se possa considerar o rastreio.

• Doentes com outras doenças auto-imunes e/ou doenças genéticas em risco de desenvolver DC.

1.7.5. Novas recomendações

1.7.5.1.   Para crianças

O diagnóstico da DC em crianças pode ser desafiador devido à diversidade de manifestações clínicas e à dificuldade em identificar sintomas específicos nessa população **(Figura 12)**. Muitas crianças com DC apresentam formas atípicas ou assintomáticas da doença, onde os sintomas digestivos clássicos podem estar ausentes ou mascarados por outras manifestações clínicas, tornando o diagnóstico particularmente complexo **(Figura 13) [58]**.

IgA: Imunoglobulina A; TG2: Transglutaminase 2; 10N: 10 vezes o normal; EM: Endomísio; EDH: Endoscopia gastrointestinal alta;

DGP: *péptido de gliadina desamidado*

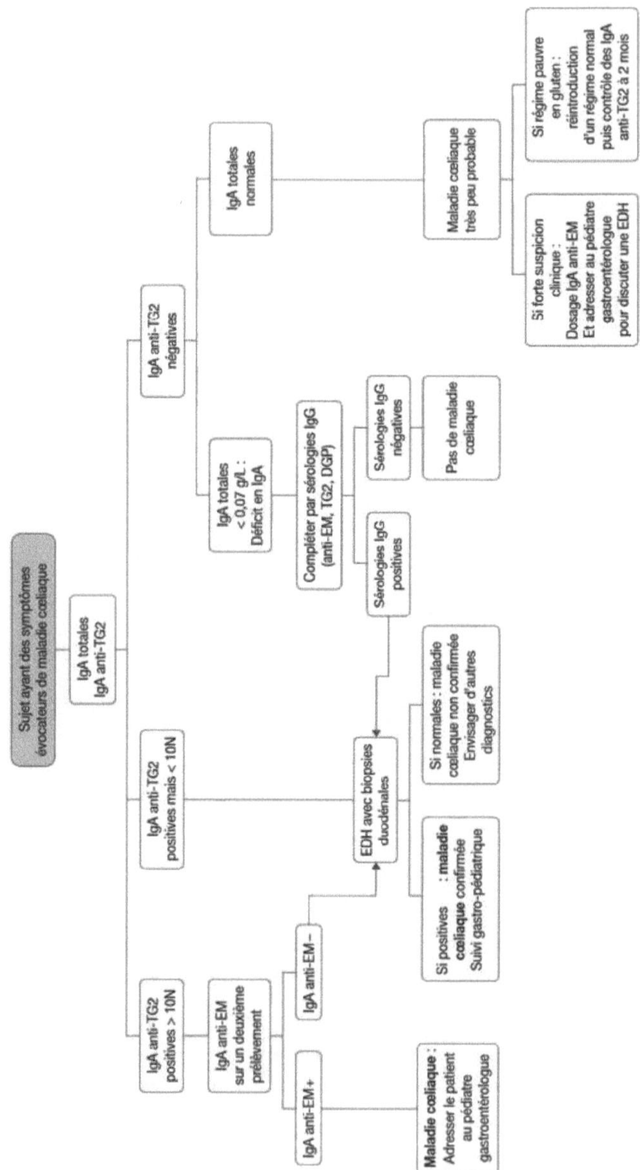

Figura 12: Algoritmo de diagnóstico da doença celíaca na população pediátrica sintomática [58].

IgA: imunoglobulina A; TG2: transglutaminase 2; 10N: 10 vezes normal; EM: endomísio; EDH: endoscopia digestiva alta; DGP:
"Deamidated gliadin peptide"; HLA: *Sistema de antigénio leucocitário humano.*

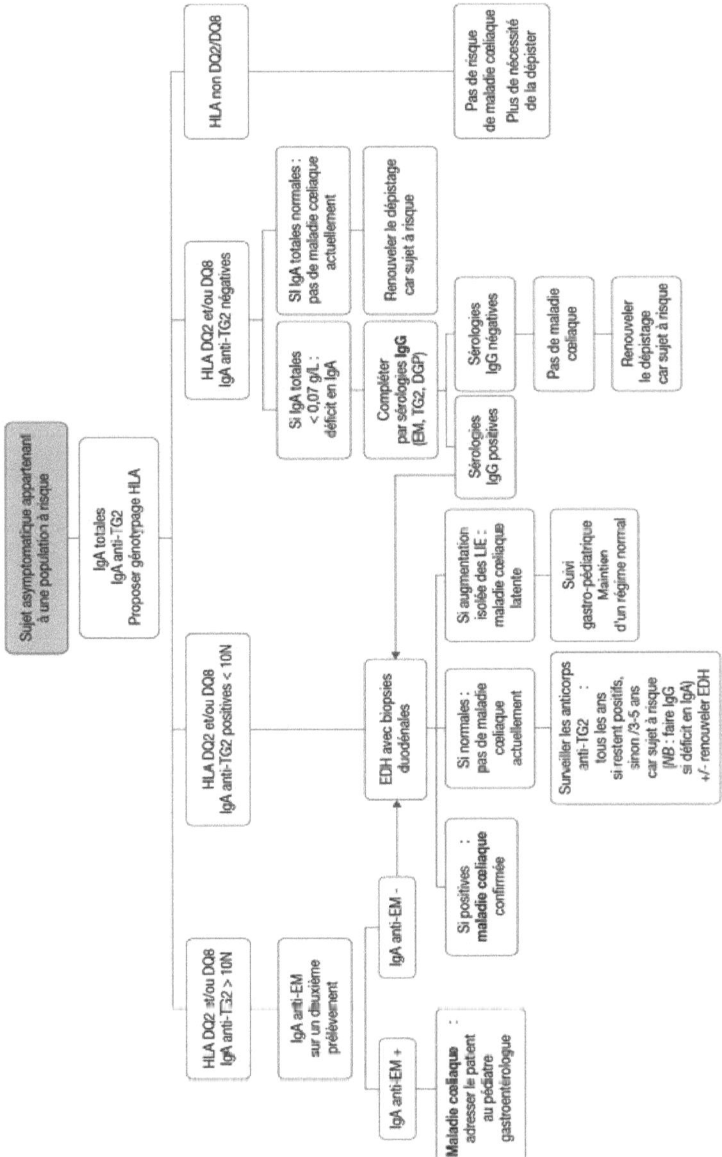

Figura 13: Diagnóstico da doença celíaca em crianças assintomáticas em risco [58].

1.7.5.2.   Adultos

Nos adultos, recomenda-se que se comece por medir a IgA total, seguida da IgA anti-TG2. Depois, dependendo do nível de IgA anti-TG2, devem ser efectuadas biópsias duodenais ou outros testes serológicos (IgA AAE, IgG anti-TG2, IgG anti-PDG) **(Figura 14)** [6]. A tipagem HLA não é recomendada para o diagnóstico inicial da DC, mas pode ajudar a excluir a doença [8].

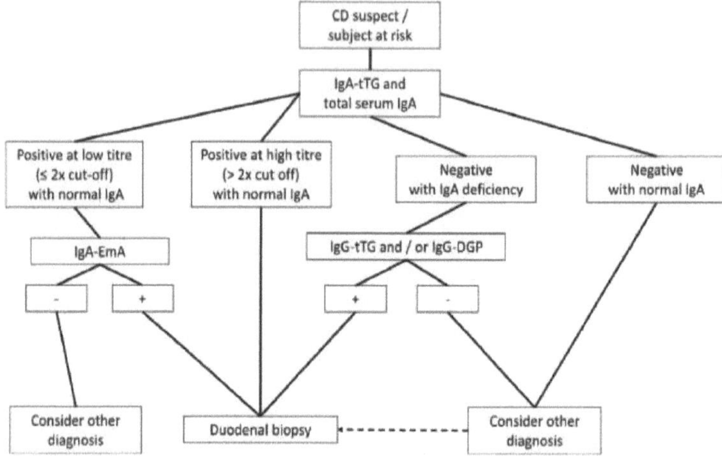

DC: *Doença celíaca*; IgA: imunoglobulina A; tTG: transglutaminase tecidular; DGP: *péptido de gliadina desamidada*; +: Positivo; -: Negativo

Figura 14: Algoritmo de diagnóstico da doença celíaca em adultos [6].

2. TRATAMENTO ACTUAL DA DOENÇA CELÍACA

Atualmente, o único tratamento eficaz disponível para a DC é uma dieta rigorosa e vitalícia. Na maioria dos casos, esta dieta resolve os sintomas intestinais e extra-intestinais e permite obter resultados negativos na análise dos auto-anticorpos. Favorece igualmente o recrescimento das vilosidades intestinais. Esta dieta oferece proteção contra as várias complicações da DC. Embora a restrição alimentar ao glúten seja uma terapia segura e eficaz, a exposição acidental ao glúten no contexto de uma GFD é comum. Teoricamente, a introdução de uma DGE pode parecer bastante simples, mas na prática é muito restritiva [6,59].

2.1.Dieta sem glúten

2.1.1. Definição de um produto sem glúten

O Codex Alimentarius da Organização Mundial de Saúde regulamentou o conteúdo dos produtos sem glúten para garantir a segurança das pessoas que seguem uma dieta alimentar. Para ser declarado sem glúten, um produto deve ter um teor de glúten inferior a 20 mg/kg. No entanto, estes níveis variam de país para país [60]. De acordo com os regulamentos da União Europeia sobre produtos sem glúten, se a quantidade de glúten estiver entre 21 mg/kg e 100 mg/kg, o produto pode ser rotulado como tendo um teor muito baixo de glúten [61].

A identificação do glúten nos produtos sem glúten é muitas vezes complexa e pode passar despercebida, nomeadamente quando são utilizados termos como "amido de trigo modificado". Por conseguinte, é essencial que os consumidores tenham alguns conhecimentos nutricionais para detetar estes ingredientes. Para ajudar nesta tarefa de identificação, a UK Coeliac Association foi pioneira na criação do logótipo da espiga de trigo riscada **(Figura 15)**. Este logótipo foi certificado e protegido pela *Association of European Coeliac Societies* (AOECS) desde 1995, garantindo a ausência total de glúten nos produtos industriais [62].

Figura 15: O logótipo da espiga de trigo cruzada da Association of European Coeliac Societies (AOECS) [63].

Muitos alimentos são naturalmente isentos de glúten e podem, por isso, ser consumidos sem restrições por pessoas com DC. Fruta, vegetais, carne, peixe, ovos, lacticínios, óleos e frutos secos são todos naturalmente isentos de glúten. Para além disso, os cereais alternativos que podem ser consumidos com segurança incluem o arroz, o milho, a quinoa e o trigo sarraceno. As leguminosas como as lentilhas, o grão-de-bico e o feijão também podem ser consumidas **(Quadro IV)**. Estes alimentos são uma fonte importante de nutrientes essenciais, tais como fibras, vitaminas e minerais, oferecendo uma alternativa saudável e segura para os doentes celíacos [64].

Quadro IV: Cereais e pseudocereais autorizados e não autorizados na dieta sem glúten (de acordo com [65]).

Autorização	Não Autorização	
Cereais	-Maize -Rice -Sorghum -Aveia *	-Trigo (espelta, sêmola, durum) -Rye -Barley -Kamut®
Pseudocereais	-Trigo-sarraceno -Quinoa -Amaranto	

* Sempre um tema de debate

2.1.2. História da dieta sem glúten

Em 1887, o médico inglês Samuel Gee foi um dos primeiros autores a descrever a dieta rica em glúten [66]. No entanto, foi o médico holandês Willem Karel Dicke quem realmente trouxe à luz do dia os benefícios desta dieta e quem observou uma melhoria nos pacientes que excluíam o glúten da sua alimentação. De facto, o Dr. Dicke observou que a saúde das crianças celíacas melhorava consideravelmente quando o trigo, o centeio e a cevada eram retirados da sua alimentação de base, na sequência da sua escassez nos Países Baixos durante a Segunda Guerra Mundial, mas que, no final da guerra, a farinha de trigo era reintroduzida. Depois disso, ele propôs uma dieta sem cereais para tratar seus pacientes com DC [67]. Na Europa, os pediatras foram os primeiros a entrar em contacto com doentes com DC, apesar do facto de, nessa altura, o conhecimento da DC e da GFD ser limitado, mesmo entre os profissionais de saúde. Aconselhar as crianças diagnosticadas e os seus pais sobre a DSG foi um desafio, uma vez que não existiam produtos sem glúten no mercado e a

26

informação necessária para os fabricantes era escassa. O pão sem glúten e a farinha sem glúten eram os produtos mais procurados. Os profissionais recomendavam a mistura de farinha de batata e de milho para fazer pão sem glúten. A farinha de soja era utilizada como alternativa para a confeção de bolos e sobremesas. Infelizmente, estes tipos de farinha eram raros, o que dificultava a produção de alimentos sem glúten. É importante notar que, mesmo antes da criação de organizações especializadas, as mães de crianças com DC tomaram a iniciativa, estabelecendo contactos entre os pais e formando grupos informais. Esta crescente demanda por RSGs acabou levando à criação de empresas privadas que produziam produtos sem glúten [68].

2.1.3. Vantagens da dieta sem glúten

2.1.3.1.   Redução dos sintomas associados à doença celíaca

A inflamação do intestino delgado provocada pela DC dá origem a uma série de sintomas desagradáveis. A adoção de uma dieta de alimentos integrais oferece aos celíacos a possibilidade de reduzir consideravelmente estes sintomas. A eliminação do glúten da dieta reduz as dores abdominais, o inchaço e os problemas intestinais, como a diarreia e a obstipação. Estudos clínicos confirmaram uma melhoria dos sintomas em doentes celíacos que seguem uma dieta alimentar rigorosa. Esta mudança alimentar permite aos doentes recuperar o conforto digestivo e melhorar a sua qualidade de vida. Em 2019, um estudo demonstrou um aumento no crescimento em altura e peso com um crescimento significativo de recuperação em pacientes pediátricos que seguem uma dieta alimentar rigorosa durante dois anos [69]. A DC não tratada está associada a uma elevada prevalência de baixa densidade mineral óssea, que melhora significativamente após a adesão à GFD, tanto em adultos como em crianças. A GFD também reduz o risco de infertilidade, aborto espontâneo, parto prematuro e bebés com baixo peso à nascença em mulheres com DC. A adesão a uma GFD também ajuda a restaurar a arquitetura histológica do intestino delgado e previne as complicações linfoproliferativas da DC [8].

2.1.3.2.   Benefícios nutricionais e diversidade alimentar

A adesão a uma dieta rigorosa de alimentos com glúten pode trazer benefícios nutricionais significativos para as pessoas com DC. Ao evitar os alimentos que contêm glúten, estes doentes têm a oportunidade de explorar novas fontes de alimentos ricos em nutrientes para garantir uma dieta equilibrada e variada. A DSG aumenta o consumo de fruta, vegetais e produtos lácteos. Estes alimentos são naturalmente isentos de glúten e ricos em vitaminas, minerais, fibras e antioxidantes essenciais para uma dieta saudável [70].

2.1.4. Desafios de uma dieta sem glúten

O aumento da adesão à GFD entre os doentes com DC reflecte o apelo dos benefícios desta dieta. No entanto, é essencial que os riscos associados a esta abordagem nutricional sejam considerados e não negligenciados [71].

2.1.4.1. Contaminação não intencional com glúten

Aderir a um GSR representa uma mudança radical no estilo de vida que pode colocar muitos desafios. A ameaça de contaminação cruzada é um problema diário para as pessoas que seguem uma DSG. Vários estudos baseados em questionários nutricionais, testes serológicos e avaliações de peptídeos imunogénicos do glúten nas fezes e na urina relataram taxas variáveis de exposição ao glúten em pacientes com DC, atingindo até 69% em adultos, 64% em adolescentes e 45% em crianças, apesar dos seus esforços para evitar o consumo de glúten. Muitos restaurantes oferecem alternativas sem glúten para atender à crescente demanda de pessoas que seguem uma GFD. No entanto, um estudo recente realizado em 2019 revelou que até 32% dos alimentos rotulados como sem glúten em restaurantes testaram positivo para glúten. Esses resultados destacaram a necessidade de precauções adicionais ao selecionar e consumir alimentos sem glúten fora de casa [59,72].

2.1.4.2. Efeitos tóxicos da dieta sem glúten

Existem duas fontes principais de substâncias tóxicas e potencialmente perigosas nos resíduos de pólvora. Alguns alimentos frequentemente consumidos no âmbito da dieta alimentar, como o arroz e o peixe, podem conter metais pesados tóxicos. Estes contaminantes, como o chumbo, o cádmio, o mercúrio e o arsénico, podem provir de várias fontes, incluindo o ambiente, as práticas agrícolas e a transformação dos alimentos. O consumo regular destes alimentos contaminados pode levar a uma acumulação destes metais pesados no organismo, o que pode ter consequências nefastas para a saúde, incluindo perturbações neurológicas e renais e até efeitos cancerígenos [73]. Além disso, a incorporação de aditivos alimentares em produtos sem glúten tem levantado preocupações científicas sobre a sua segurança e potenciais efeitos na saúde. Entre estes aditivos, a TG microbiana é amplamente utilizada para melhorar a qualidade dos produtos sem glúten. Esta TG microbiana imita funcionalmente a TG2, que é o autoantigénio da DC. As modificações induzidas por esta enzima podem aumentar a imunogenicidade dos péptidos de glúten, aumentando assim o risco de desencadear reacções imunitárias e actuando como um fator ambiental que favorece o desenvolvimento da DC em indivíduos geneticamente predispostos [74].

2.1.4.3. Deficiências nutricionais e obstipação

As deficiências nutricionais e os problemas de trânsito intestinal podem resultar de uma má gestão das DGS (**Quadro V**).

Tabela V: Problemas nutricionais em pacientes com doença

celíaca que seguem uma dieta sem glúten (após [75]).

Problemas nutricionais em doentes celíacos	
Gordura	Consumo elevado de gorduras e ácidos gordos saturados
Hidratos de carbono	Baixo teor de hidratos de carbono complexos mas elevado teor de açúcares simples
Fibras	Baixa ingestão de fibras
Vitaminas	Baixo consumo de vitaminas D, E e vitaminas do grupo B (B1, B2, B6, B9, B12)
Minerais	Baixo consumo de ferro, cálcio, magnésio, zinco, iodo, potássio, selénio e manganês

Os produtos sem glúten têm geralmente caraterísticas nutricionais diferentes dos que contêm glúten. Esses produtos geralmente contêm mais gordura, açúcar ou sal (dependendo do tipo de produto) do que os produtos que contêm glúten. Isto expõe o paciente a várias deficiências de macronutrientes e micronutrientes e ao consumo excessivo de gorduras e hidratos de carbono [76]. Estudos sobre os perfis nutricionais de produtos sem glúten versus produtos que contêm glúten mostraram que os alimentos sem glúten são pobres em fibras, proteínas, folato, ferro, potássio e zinco, e ricos em gordura, hidratos de carbono e sódio. Isto poderia explicar o aumento da incidência da síndrome metabólica e da morbilidade cardiovascular registada em doentes com DC que seguem esta dieta. Essas deficiências nutricionais podem estar na raiz do desenvolvimento de complicações graves a curto e longo prazo **(Figura 16) [71,77]**.

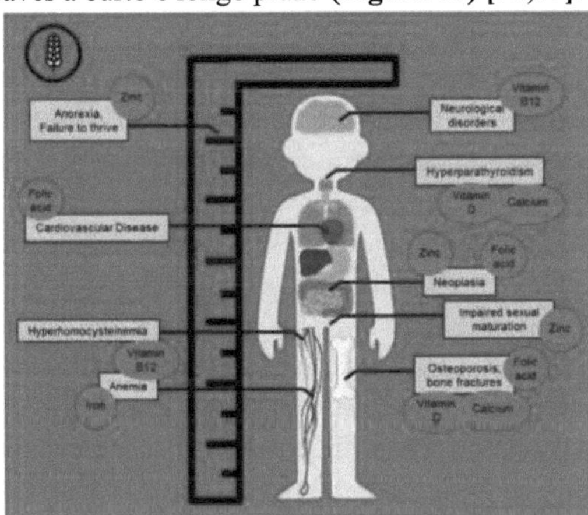

Figura 16: Co-morbilidades associadas a deficiências nutricionais frequentemente observada em doentes celíacos com uma dieta sem glúten [77].

Alguns estudos mostraram que os alimentos sem glúten, particularmente os substitutos usados na dieta GFD, contêm níveis reduzidos de fibra em

29

comparação com os alimentos que contêm glúten, o que muitas vezes coloca as pessoas que seguem a dieta GFD em risco de obstipação. Por isso, é essencial que as pessoas com DC que seguem uma dieta GFD garantam a inclusão de fontes de fibra na sua dieta, consumindo alimentos naturalmente sem glúten e ricos em fibra, como frutas, vegetais e legumes [71,78].

2.1.4.4. Impacto negativo na qualidade de vida

As restrições rigorosas às opções alimentares podem levar a uma deterioração da qualidade de vida dos doentes celíacos, a problemas psicológicos e ao isolamento social **(figura 17)**.

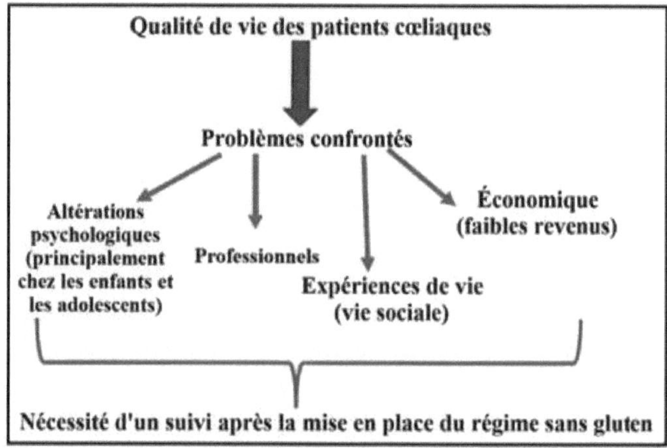

A necessidade de acompanhamento após a introdução da dieta sem glúten

2.1.4.5. 17: Efeito da doença celíaca e da dieta sem glúten na qualidade de vida dos doentes [79].

Estudos realizados em doentes com DC que seguem uma dieta alimentar rigorosa revelaram níveis elevados de isolamento social e depressão. Na realidade, os doentes que seguem uma dieta alimentar têm uma escolha limitada de alimentos e sofrem de dificuldades em encontrar produtos sem glúten. O custo associado à dieta alimentar também representa um dos maiores desafios para as pessoas com DC. De facto, a maioria das alternativas sem glúten requerem um processamento adicional para remover a proteína do glúten. Estes custos elevados podem representar um encargo financeiro considerável para as pessoas que seguem esta dieta [71].

2.1.5. Resistência à dieta sem glúten

A resistência à TFG em pacientes com DC é definida como a ausência de melhora ou recorrência dos sinais clínicos e histológicos após 12 meses de adesão estrita à TFG. A resistência à TFG pode assumir duas formas: resistência primária, que é observada imediatamente, ou resistência secundária, que ocorre

após uma resposta inicial positiva ao regime **[8]**. No caso de persistência ou agravamento dos sintomas e atrofia das vilosidades, apesar da adesão a uma dieta rigorosa, o médico deve considerar
diagnóstico de DC refractária **(figura 18) [55, 80]**.

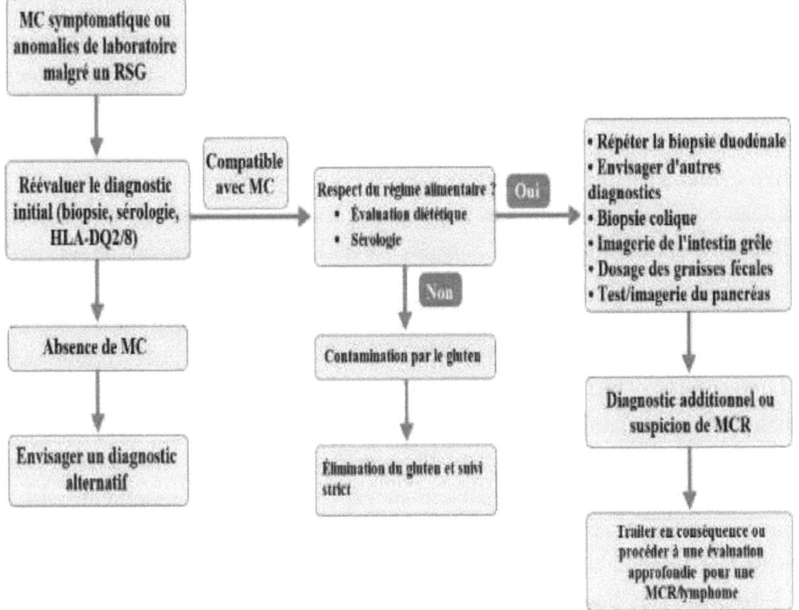

DC: Doença celíaca; RSG: Dieta sem glúten; HLA: *Antigénio leucocitário humano*; RCM: Doença celíaca refractária ;

Figura 18: Algoritmo de diagnóstico para sintomas persistentes ou anomalias histológicas e serológicas [8].

O manejo da DC refratária é difícil. O tratamento depende em grande parte do tipo de doença **[8,80]**:

• Tipo I: O principal tratamento é o suporte nutricional e os corticosteróides ou imunossupressores, como a azatioprina, no caso de cortico-resistência. Na maioria dos casos, a manutenção de uma dieta alimentar rigorosa e o apoio nutricional conduziram a uma melhoria sintomática e histológica.

• Tipo II: Recomenda-se que o tratamento seja iniciado com prednisolona ou budesonida em combinação com cladribina. No entanto, não são recomendados medicamentos imunossupressores, uma vez que aumentam o risco de desenvolvimento de linfoma de células T associado a enteropatia (EATL). A utilização de quimioterapia imunossupressora seguida de transplante de células estaminais hematopoiéticas é raramente utilizada.

31

2.1.6. Conformidade

A monitorização regular dos doentes celíacos é essencial para melhorar a adesão à dieta alimentar. Os principais objectivos do acompanhamento são assegurar a ausência de sintomas e a cicatrização da mucosa intestinal. Durante o primeiro ano após o início da dieta alimentar, é essencial um acompanhamento frequente para encorajar a adesão à dieta e para fornecer apoio psicológico e ajudar os doentes a adaptarem-se à sua nova situação. Posteriormente, quando a doença estiver estabilizada e o doente estiver a gerir a dieta sem dificuldades, recomenda-se um acompanhamento anual ou bienal. Durante estas consultas, o médico avalia a integridade da absorção no intestino delgado, procura alterações hepáticas e doenças auto-imunes associadas, como a diabetes tipo 1 e a doença autoimune da tiroide, e verifica os níveis de anticorpos específicos da DC, como os anticorpos anti-TG2 ou AAE e/ou anti-PD. Se estiverem presentes anomalias das enzimas hepáticas, é necessário um controlo rigoroso em . Se estas anomalias persistirem, é recomendada uma avaliação adicional (imunológica, radiológica e/ou histopatológica) [8]. É essencial enfatizar o papel do nutricionista no tratamento da DC, para que os pacientes aprendam não só a seguir a dieta alimentar, mas também a equilibrá-la. Foi demonstrado que a consulta dietética com um nutricionista especializado no tratamento da DC melhora significativamente a adesão à GFD, principalmente através da identificação adequada das fontes de glúten [81].

2.2. Educação dos doentes celíacos

A educação terapêutica dos doentes celíacos é um elemento chave para melhorar a adesão à GFD, aliviando assim o desconforto gastrointestinal e melhorando a qualidade de vida dos doentes **(Figura 19)**. Um inquérito recente [82] salientou a falta de conhecimentos entre os celíacos sobre a doença e a DGE. Daí a necessidade de desenvolver programas educativos e recursos para os ajudar a gerir a sua dieta. As associações que apoiam as pessoas com DC, bem como os profissionais de saúde e as comunidades, precisam de colaborar e reunir esforços para desenvolver recursos educativos adequados para os celíacos. A sensibilização ajuda a motivar estes doentes a aderir a uma dieta alimentar rigorosa. É necessário desenvolver e disponibilizar programas e recursos educativos para satisfazer as necessidades destes doentes. A educação também ajuda os doentes a compreender quais os alimentos a evitar, a identificar as fontes ocultas de glúten e a aprender a confecionar refeições sem glúten. Estas competências aumentam a sua independência e a sua capacidade de levar uma vida quotidiana normal, apesar das restrições alimentares. Além disso, a educação adequada pode ajudar a reduzir os custos do tratamento da DC, evitando erros alimentares dispendiosos e melhorando a saúde geral do paciente, o que reduzirá a necessidade de cuidados de saúde a longo prazo **[83]**.

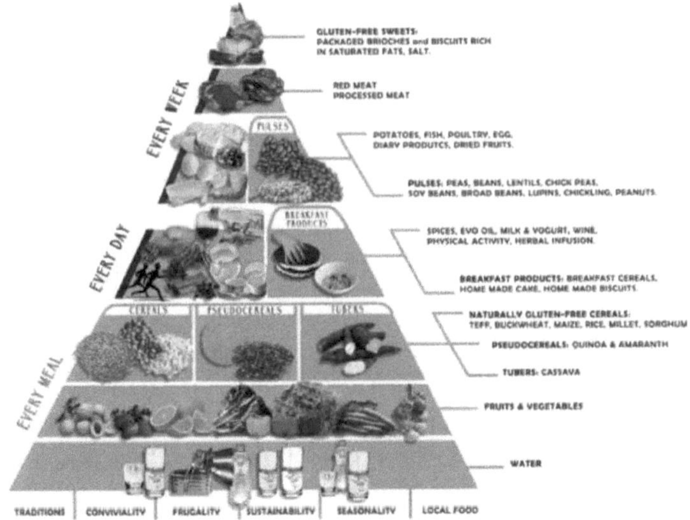

Figura 19: A pirâmide alimentar para uma dieta sem glúten [70].

A integração da *aprendizagem eletrónica* pode ser um meio de aumentar a sensibilização para a DGE. Um estudo realizado por Connan et al **[84]** salientou os benefícios dos programas interactivos em linha para melhorar a adesão à dieta alimentar e os conhecimentos dos doentes. Estes programas educativos em linha incluem recursos como vídeos explicativos, questionários interactivos e avaliações para medir o progresso dos doentes. Proporcionam aos doentes a oportunidade de receber informações exactas, completas e facilmente acessíveis sobre os RSG em qualquer altura. A aprendizagem eletrónica promove assim uma melhor compreensão da DC e das recomendações dietéticas associadas **(Figura 20) [84]**.

3. NOVAS ABORDAGENS TERAPÊUTICAS DA DOENÇA CELÍACA

O tratamento padrão para a DC é a eliminação do glúten da dieta. Esta dieta é reconhecida como sendo altamente eficaz no restabelecimento da integridade da mucosa duodenal, na melhoria dos sintomas clínicos da DC e na prevenção de numerosas complicações. É frequentemente considerada pela maioria dos doentes como um constrangimento, que provoca sentimentos de frustração e tem um impacto negativo na sua qualidade de vida. O aumento da prevalência da DC, a insatisfação dos doentes com a GFD e as dificuldades associadas a este regime levaram os investigadores a explorar novas abordagens terapêuticas [85]. O desenvolvimento de novas terapias tem oferecido esperança de que os pacientes possam retornar a uma dieta normal e desfrutar de uma melhor qualidade de vida. No entanto, a segurança e a eficácia dessas abordagens precisam de ser comprovadas [86].

3.1. Terapias que visam epítopos imunogénicos no glúten

As proteínas do glúten caracterizam-se por uma elevada concentração de prolina (15% da composição de aminoácidos) e de glutamina (que representa 35% da composição de aminoácidos). Estas caraterísticas conferem resistência às proteases intestinais e conduzem à produção de péptidos imunogénicos, que podem atingir 30 a 40 aminoácidos. São estes grandes péptidos que são responsáveis pela resposta imunitária observada nos doentes com DC. Os cientistas estão atualmente a explorar estratégias para produzir variantes não imunogénicas do glúten ou para neutralizar os péptidos imunogénicos do glúten [87].

3.1.1. Terapias dietéticas: Produção de glúten não imunogénico

3.1.1.1. Trigo geneticamente modificado

Esta estratégia consiste em modificar geneticamente o trigo para o tornar uma variedade não imunogénica, sem alterar as suas propriedades viscoelásticas. No entanto, esta transformação é complexa, uma vez que cerca de 100 genes codificam o glúten, e a inativação de um único gene não seria suficiente para atingir o objetivo. Na maioria dos casos, a inativação dos genes responsáveis pela imunogenicidade do glúten afectou as suas propriedades viscoelásticas [88]. Apesar destas dificuldades, foram registadas transformações bem sucedidas. Uma linha de trigo transgénico chamada E82 foi produzida usando a tecnologia *de interferência de RNA* (RNAi), que bloqueia os genes da gliadina **(Figura 21) [88]**. Um estudo de 21 doentes com DC que consumiram trigo E82 mostrou uma diminuição da produção de IFN-γ pelas células mononucleares do sangue periférico e níveis muito baixos de péptidos de glúten imunogénicos nas amostras de fezes destes doentes, sugerindo uma baixa exposição a epítopos imunogénicos [89].

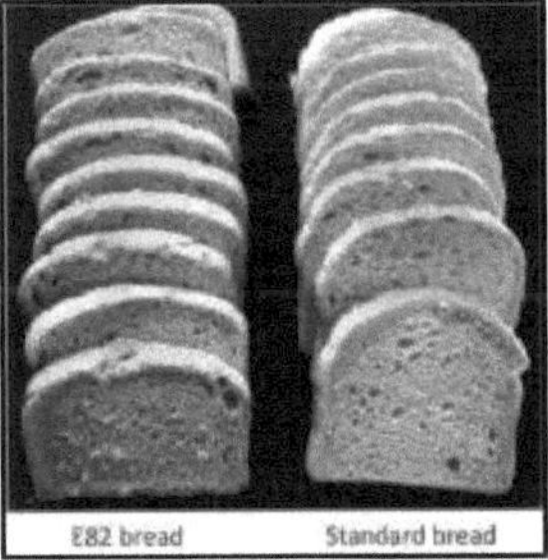

Figura 21: Pão feito com farinha E82 e pão normal [89].

As prolaminas de uma variante do trigo denominada C173, obtida através da remoção primária de epítopos tóxicos das fracções de gliadina, foram submetidas a testes in vitro em células epiteliais intestinais derivadas de doentes com DC. Os resultados mostraram que não houve agravamento do rácio vilosidades/criptas, mas houve um aumento de citocinas pró-inflamatórias como o IFNγ e o TNF-α, bem como níveis elevados de anticorpos anti-TG2 no meio de cultura [90].

3.1.1.2. Modificação enzimática do glúten

• Modificação do glúten por proteases

Esta abordagem envolve a modificação da farinha de trigo através da fermentação com bactérias ou fungos. As enzimas proteolíticas libertadas por estes organismos digerem o glúten, tornando-o menos tóxico. No entanto, esta transformação altera a textura da farinha. Para restaurar as suas propriedades viscoelásticas, esta farinha pode ser combinada com outros tipos de farinha, como o trigo mourisco, o painço ou o amaranto [90] . A degradação do péptido tóxico de 33 mero, o péptido de gliadina mais imunogénico responsável pelo desencadeamento da DC, foi possível através da fermentação de sementes germinadas utilizando estirpes específicas de bactérias lácticas de massa fermentada (tais como *Lactobacillus brevis*, *Lactobacillus plantarum* e *Lactobacillus pentosus*). No entanto, estes produtos não podem ser considerados seguros para os doentes com DC, uma vez que a ingestão diária de glúten deve situar-se entre 10 mg/kg e 20 mg/kg. Embora este método possa ter contribuído para uma degradação significativa da rede de glúten, os níveis alcançados não foram suficientes para garantir a segurança dos produtos alimentares para pessoas com DC [91]. Um estudo de 2018 concluiu que a adição de farinha de trigo modificada com alanil aminopeptidase (AnPEP) a uma mistura de farinha de amaranto era uma excelente opção para obter pão com baixo teor de glúten sem aditivos, preservando uma qualidade de sabor satisfatória. No entanto, são necessários mais estudos para confirmar a segurança do uso desta farinha em pacientes com DC [92].

- **Modificação do glúten por transglutaminase**

Outra abordagem enzimática que tem sido estudada para reduzir a imunogenicidade do glúten é a utilização de TG microbiana extraída de *Streptoverticillium mobaraensis*. Embora tenha o mesmo local de ação que a TG humana, a TG microbiana não tem atividade de desamidação e não é dependente do cálcio. Estudos in vitro, estudos em animais e estudos in vivo em explantes intestinais de doentes com DC sugeriram uma redução da imunogenicidade da gliadina na farinha de trigo modificada com TG microbiana. Num ensaio clínico de fase 2 que envolveu sete doentes com DC em remissão, observou-se que dois doentes que consumiram trigo modificado versus quatro doentes que consumiram trigo não modificado durante 90 dias mostraram um aumento dos anticorpos específicos da DC e um versus quatro mostrou deterioração das vilosidades. Foi efectuada uma investigação para determinar se os produtos finais peptídicos do glúten transamidados por esta enzima tinham uma imunotoxicidade semelhante à dos produtos TG humanos. Os resultados mostraram que a TG microbiana aumentou os produtos de desamidação em 70% a 40°C e pH neutro. Consequentemente, a segurança do uso da TG microbiana na doença celíaca permanece incerta [90].

3.1.1.3.   Glúten de trigo termicamente modificado

Os investigadores desenvolveram uma tecnologia inovadora que utiliza micro-ondas para desintoxicar as proteínas do glúten no trigo. A tecnologia envolve a colocação de grãos de trigo limpos, com 18-20% de hidratação, num forno micro-ondas a 1000 watts durante 2 minutos antes da moagem, para atingir rapidamente uma temperatura elevada de cerca de 110°C a 120°C. Os grãos são depois secos à temperatura ambiente (24°C) durante 12 a 24 horas, antes de serem moídos. Os grãos são então secos à temperatura ambiente (24°C) durante 12 a 24 horas e moídos para obter farinha. Este processo foi sugerido para reduzir a imunotoxicidade do glúten em 99%. O tratamento dos grãos de trigo por micro ondas permitirá quebrar as ligações de hidrogénio entre os resíduos de glutamina, promovendo assim alterações conformacionais e/ou estruturais nas proteínas [93]. De acordo com um estudo realizado em 2021, a desintoxicação do glúten por micro-ondas pode ser utilizada como um pré-tratamento antes da hidrólise enzimática. Os resultados do estudo mostraram uma modificação da estrutura do glúten, bem como a sua imunogenicidade. A utilização de uma combinação de hidrólise enzimática e pré-tratamento por micro-ondas (200 watts, 100°C, 1 minuto) revelou-se eficaz na redução do teor de glúten, resultando numa diminuição de aproximadamente 10 vezes nos epítopos imunogénicos detectados por ELISA utilizando o anticorpo R5. É necessária investigação futura e ensaios clínicos para compreender melhor o mecanismo de inativação dos epítopos tóxicos do glúten por esta abordagem combinada [94].

3.1.2. Terapêuticas não dietéticas: Bloqueio da exposição ao glúten imunogénico

Para desencadear uma resposta imunitária, o glúten deve atravessar a barreira epitelial intestinal e atingir a lâmina própria. Foram propostas estratégias para neutralizar o glúten após a exposição alimentar, antes de ser apresentado ao sistema imunitário pelas APCs [87].

3.1.2.1. Digestão intraluminal do glúten utilizando endopeptidases exógenas

As proteínas do glúten, ricas em prolina e glutamina, são conhecidas por serem resistentes à ação das proteases intestinais humanas. Novas estratégias visam ultrapassar este problema. Envolvem a administração oral de endopeptidases exógenas, que têm a capacidade de digerir as proteínas do glúten em péptidos não imunogénicos antes de chegarem ao duodeno. Para poderem ser utilizadas, estas enzimas têm de cumprir vários critérios:

- A capacidade de decompor as diferentes sequências imunogénicas do glúten
- Ser estável e ativo no ambiente ácido do estômago e escapar à degradação pelas proteases gástricas
- A ausência de efeitos adversos no paciente

Vários microrganismos foram identificados pela sua capacidade de expressar prolil-endopeptidases, tais como *Aspergillus niger* e *Flavobacterium meningosepticum*. Demonstrou-se que estas enzimas degradam as proteínas do glúten in vitro e in vivo **(Figura 22)**.

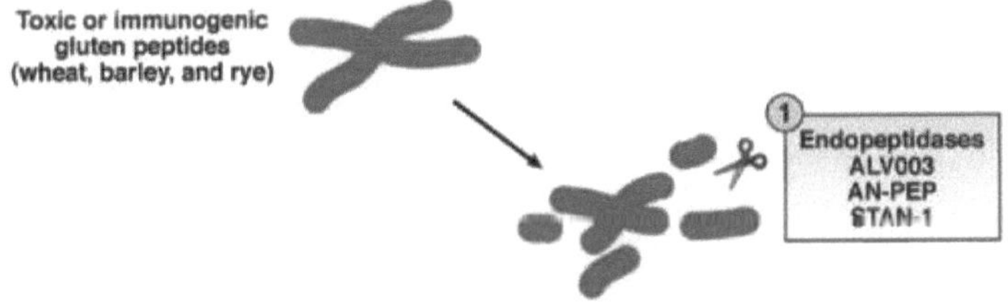

Figura 22: Degradação do glúten em péptidos não imunogénicos por

várias endopeptidases [95].

A latiglutenase é atualmente o fármaco mais estudado para o tratamento da DC **(Quadro VI)**. É uma mistura de duas proteases do glúten: ALV001 (uma versão recombinante modificada da glutamina endopeptidase EP-B2) e ALV002 (uma versão recombinante modificada da prolil-endopeptidase de *Sphingomonas capsulata*) **[87,95]**.

Quadro VI: Os diferentes ensaios clínicos efectuados com a latiglutenase.

Estudo	Fase de teste	População	Tratamento	Duração	Resultados principais (em comparação com placebo)
Tye-Din, 2010 [96]	1	20 pacientes com DC expostos a uma dieta contendo glúten (16g/dia)	800 mg/dia vs placebo	3 dias	- Diminuição da secreção de INF-γ por LTs específicos do glúten no sangue periférico
Lahdeaho, 2014 [97]	2a	41 doentes com DC expostos a uma dieta contendo glúten (2 g/dia)	900 mg/dia vs placebo	6 semanas	• Prevenção da deterioração da mucosa intestinal (ausência de diminuição da relação vilosidades/criptas ou de aumento dos LIE) • Sem melhoria dos sintomas
Murray, 2017 [98];	2b	494 doentes com DC com sintomas moderados ou graves numa GFD ≥ 1 ano	100 mg, 300 mg, 450 mg, 600 mg, ou 900 mg/dia vs placebo	12 ou 24 semanas	• Não há diferença no rácio vilosidades/criptas ou aumento do LIE. • Nenhuma diferença na serologia
Syage, 2017 [99]	2b	398 doentes com DC seropositivos e seronegativos numa GFD ≥ 1 ano	100 mg, 300 mg, 450 mg, 600 mg, ou 900 mg/dia vs placebo	12 semanas	- Melhoria dos sintomas em doentes seropositivos
Murray, 2022 [100]	2b	43 doentes com DC expostos a uma dieta contendo glúten (2 g/dia)	200 mg/dia vs placebo	6 semanas	• Prevenção de lesões da mucosa intestinal • Tendência para a diminuição dos sintomas
NCT 04243551 [101]	2b	120 pacientes com DC sintomáticos tratados com RSG com exposição periódica ao glúten	Administração oral diária vs. placebo	6 semanas	Em curso Conclusão prevista para dezembro de 2023

DC: Doença celíaca; RSG: Dieta sem glúten; INF-γ: Interferão gama; LT: Linfócito T; LIE: Linfócitos intra-epiteliais; NCT: *National Clinical Trial*.

Outro estudo sobre a eficácia da prolil-endopeptidase (AN-PEP), derivada do *Aspergillus niger*, também mostrou uma capacidade de degradar o glúten in vitro **(Tabela VII) [87]**. Mais recentemente, um estudo realizado em 2021 mostrou que a TAK-62, uma glutenase eficaz in vitro, foi bem tolerada e capaz de degradar até 97% do glúten em aspirados gástricos de pacientes com DC **(Tabela VII) [102]**.

Quadro VII: Vários ensaios clínicos efectuados com AN-PEP e TAK-62.

Agente	Estudo	Fase de	População	Tratamento	Duração	Resultados

		teste				principais (vs Placebo)
AN PEP	Tack, 2013 **[103]**	2	14 doentes com DC expostos a uma dieta contendo glúten (7 g/dia)	Administração de ANPEP ou placebo	2 semanas	- Não há diferença no rácio vilosidades/criptas ou no aumento do LIE - Não foram observadas diferenças em termos de qualidade de vida
	NCT 04788 797 **[104]**	4	40 pacientes com DC tratados com RSG expostos a uma dieta contendo glúten	2 cápsulas/dia vs placebo	8 semanas	Concluído em dezembro de 2022 Não foram publicados dados
TAK-062	Pultz, 2021 **[105]**	1	139 doentes com DC que seguem uma dieta alimentar e indivíduos saudáveis após uma refeição contendo 3 a 9 g de glúten	100-900mg vs placebo	6 semanas	- Bem tolerado e decompõe grandes quantidades de glúten de forma rápida e eficaz

DC: Doença Celíaca; RSG: Dieta sem glúten; LIE: Linfócitos Intraepiteliais; ECN: *Ensaio Clínico Nacional*.

3.1.2.2. Sequestro intraluminal de epítopos imunogénicos do glúten

Esta estratégia envolve o aprisionamento e a neutralização das proteínas do glúten no lúmen intestinal, impedindo assim a sua digestão em péptidos de glúten imunogénicos. Foram estudadas duas terapias principais [87,90]:

• AGY é um anticorpo policlonal anti-gliadina. Testes in vitro mostraram que a absorção de gliadina foi reduzida. De facto, esta baixou de 42,8% para 0,7% com a adição de AGY. O AGY foi então testado num ensaio clínico para verificar a sua segurança **(quadro VIII)**.

Quadro VIII: Vários ensaios clínicos efectuados com AGY

Estudo	Fase de teste	População	Tratamento	Duração	Principais resultados
Amostra, 2017 [106]	1	10 doentes com DC submetidos a RSG	1000 mg duas vezes vs placebo	4 semanas	• Redução dos sintomas. • Negativação da serologia. • Redução LMER*

| NCT 03707730 [107] | 2 | 149 doentes com DC em dieta alimentar que continuam a ter sintomas recorrentes | 1 cápsula/dia antes de uma refeição vs placebo | 14 semanas | Concluído em dezembro 2022 Não foram publicados dados |

DC: Doença celíaca; RSG: Dieta sem glúten; LMER: *Razão de excreção de lactulose: manitol*; NCT: *National Clinical Trial*.

LMER*: é um ensaio quantitativo que mede a capacidade de duas moléculas de açúcar não metabolizadas, a lactulose e o manitol, atravessarem a mucosa intestinal. O manitol, um monómero facilmente absorvido, serve como marcador da absorção transcelular, enquanto a lactulose, um dímero pouco absorvido, serve como marcador da integridade da mucosa. Um rácio lactulose/manitol elevado é um indicador de disfunção da barreira intestinal.

- O BL-7010 é um copolímero não absorvível, de elevado peso molecular, de hidroxietilmetacrilato e sulfonato de estireno - P(HEMA-co-SS). Estudos in vitro demonstraram a elevada afinidade do polímero pela gliadina, bem como a sua capacidade para curar lesões intestinais induzidas pelo glúten em modelos de ratinhos in vivo. Além disso, a utilização deste copolímero resultou numa redução da secreção de TNF-α em biópsias da mucosa retiradas de doentes com DC na presença de gliadina parcialmente digerida. Em 2014, foi concluído um ensaio clínico em doentes celíacos, mas não foram publicados dados **(Figura 23, Tabela VIII)**.

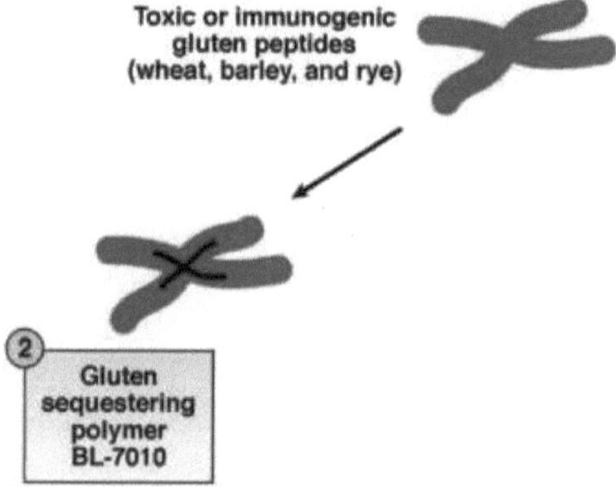

Figura 23: BL7010, liga-se à gliadina intraluminal, impedindo a sua libertação e degradação em péptidos imunogénicos [95].

Quadro IX: Vários ensaios clínicos efectuados com o BL-7010.

Estudo	Fase teste	População	Tratamento	Duração	Principais resultados
NCT 01990885 [108]	1	40 doentes com DC submetidos a	O estudo divide-se em duas partes: -Parte A: Os doentes	14 dias	Concluído em 2014 Não foram

| | | RSG | receberão uma dose única de BL-7010.
-Parte B: Os doentes receberão três doses de BL-7010 ou placebo. | | publicados dados |

DC: Doença celíaca; RSG: Dieta sem glúten; ECN: *Ensaio Clínico Nacional*

3.1.2.3. Diminuição da permeabilidade epitelial

A permeabilidade paracelular prejudicada é um evento precoce no desenvolvimento da DC, permitindo que os peptídeos imunogénicos do glúten passem por esta via. A zonulina, expressa em grandes quantidades na mucosa intestinal e no sangue de doentes com DC, é uma enzima que regula a permeabilidade epitelial. A ligação da gliadina ao recetor de quimiocina CXCR3 resulta na libertação de zonulina, que aumenta a permeabilidade intestinal através da via dependente de MyD88. A zonulina partilha uma semelhança estrutural com a toxina zonula occludens produzida pelo *Vibrio cholerae* [87,90]. Foram desenvolvidas estratégias que visam as junções estreitas para modular a permeabilidade intestinal ao glúten. O acetato de larazotide é um octapeptídeo sintético estruturalmente relacionado com a toxina zonula occludens produzida pela bactéria *Vibrio cholera*. Este medicamento melhora a função da barreira intestinal, inibindo a ação da zonulina através do bloqueio do seu recetor. Foram efectuados vários ensaios clínicos com o larazotide para avaliar a sua eficácia na modulação das junções estreitas e da permeabilidade intestinal ao glúten **(Figura 24, Quadro IX)**. No entanto, as estratégias destinadas a reduzir a permeabilidade intestinal são dificultadas pelas vias passagens transcelulares que permitem a passagem do glúten da luz para a parede celular.

lâmina própria [87].

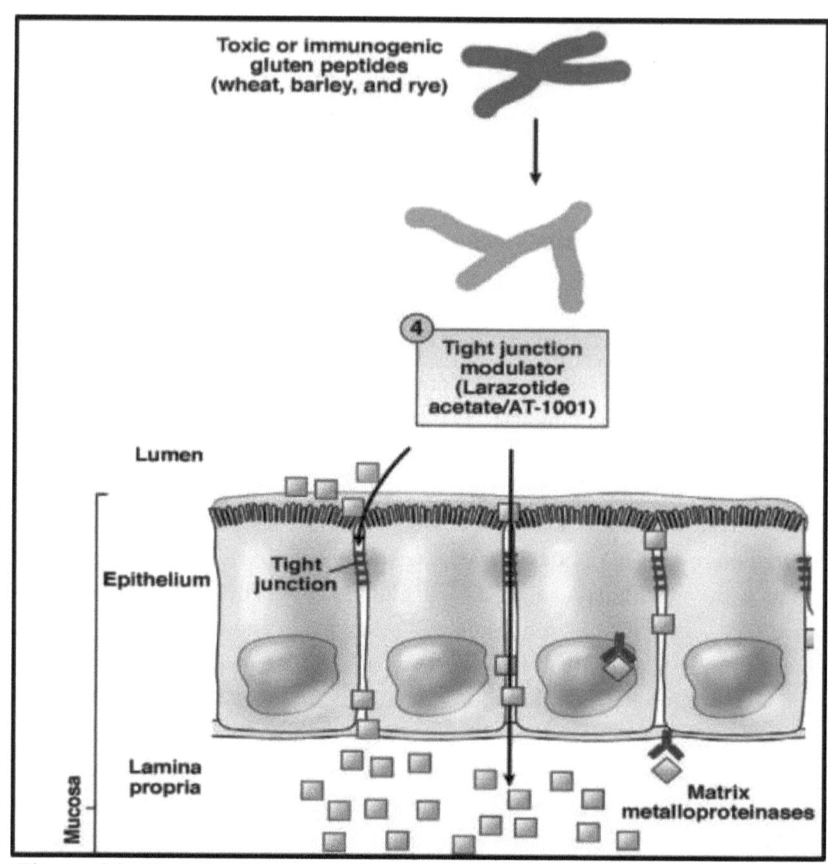

Figura 24: Modulação da junção estreita pelo acetato de larazotide [95].

Quadro X: Diferentes ensaios clínicos efectuados com acetato de larazotide

Estudo	Fase teste	População	Tratamento	Duração	Principais resultados
Paterson, 2007 [109]	1	21 doentes com DC expostos a uma dieta contendo glúten (2,5 g) durante um dia	12 mg vs placebo	3 dias	• Diminuição da secreção de INF-γ • Melhoria dos sintomas • Nenhuma diferença na LMAR
Leffler, 2012 [110]	2a	86 doentes com DC expostos a uma dieta contendo glúten (2,4 g/dia)	0,25 mg, 1 mg, 4 mg, ou 8 mg/dia vs placebo	14 dias	• Melhoria dos sintomas • Nenhuma diferença na LMAR
Kelly, 2013	2b	177 doentes	1 mg, 4 mg	6	• Melhoria dos sintomas

| [111] | | com DC expostos a uma dieta contendo glúten (2,7 g/dia) | ou 8 mg/dia vs placebo | semanas | • Negativação da serologia
• Nenhuma diferença na LMAR |

DC: doença celíaca; LMAR: *rácio de excreção de lactulose:manitol*; INF-γ: interferão gama

3.1.2.4.   Ação dos probióticos

A disbiose intestinal tem sido relatada na maioria dos pacientes com DC. Como resultado, os probióticos têm sido propostos como uma estratégia de tratamento para a DC. Os probióticos são microrganismos vivos não patogénicos administrados por via oral em quantidades adequadas para restaurar a microbiota intestinal, promover a digestão e inibir a colonização do intestino por bactérias patogénicas responsáveis pelo desenvolvimento de várias doenças **[112]**. Um estudo realizado em 2017 **[113]** mostrou que os probióticos podem aumentar a concentração de bifidobactérias fecais em doentes celíacos sem atingir a concentração observada em indivíduos saudáveis. Outro estudo **[114]** também confirmou a capacidade enzimática de certas estirpes de lactobacilos para hidrolisar péptidos de glúten, sugerindo a utilização de probióticos como adjuvante da GFD em doentes celíacos. Um ensaio clínico de fase 2 avaliou o uso da cepa *Bifidobacterium infantis* no tratamento da DC **(Figura 25, Tabela X)**. Os probióticos têm potencial terapêutico promissor no tratamento da DC, particularmente quando combinados com uma dieta apropriada **[95]**.

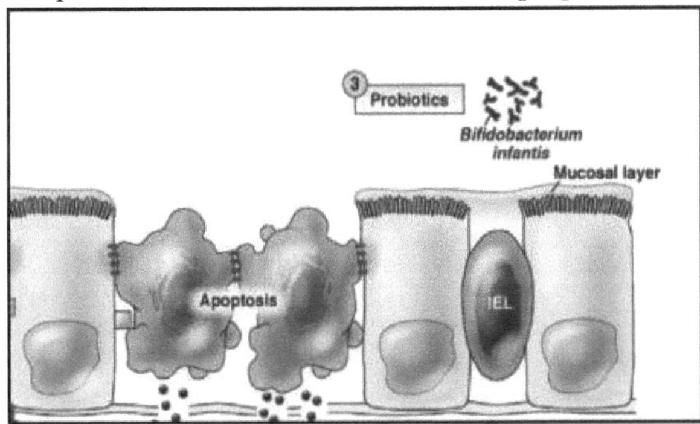

IEL : Intraepithelial lymphocyte

Figura 25: Proteção das células epiteliais contra os danos causados pela gliadina pelos probióticos [95].

Quadro XI: Ensaios clínicos efectuados com probióticos.

Agente	Mecanismo ação	Ensaio clínico	Resumo dos resultados dos ensaios clínica
Bifidobactérias infantis	Protege as células	NCT01257620 **[115]**	• Melhoria significativa dos sintomas da DC.

	epiteliais contra os danos causados pela gliadina		• As concentrações de anticorpos anti-TG2 IgA e anti-PDG IgA no final do estudo, em comparação com os valores iniciais, eram mais baixas no grupo tratado com *Bifidobacterium infantis* do que no grupo de controlo. • Nenhuma alteração da permeabilidade intestinal anormal.

DC: Doença celíaca; IgA: Imunoglobulina A; TG: Transglutaminase; PDG: Péptido desamidado de gliadina; NCT: *National Clinical Trial*.

3.2. Terapias que visam a inibição da transglutaminase 2

A inibição da TG2 é uma das abordagens promissoras para o tratamento da DC. Estudos recentes mostraram que o bloqueio desta enzima pode inibir a ativação imunitária induzida pelo glúten in vitro e in vivo em biopsias intestinais de doentes com DC **(Figura 26)**. O ZED1227 é um inibidor oral seletivo da TG2 **[87]**. Os ensaios clínicos de fase 1 demonstraram que era seguro e bem tolerado em 100 voluntários saudáveis do sexo masculino e feminino tratados com ZED1227 até 500 mg **[116]**. Recentemente, um ensaio de fase 2   117] testou doses crescentes de ZED1227 (10 mg, 50 mg ou 100 mg).

durante 6 semanas e comparou-o com um placebo em 160 doentes celíacos com uma dieta contendo 3 g de glúten por dia. Os resultados mostraram que a utilização da dose de 100 mg de ZED1227 atenuou a atrofia das vilosidades e melhorou os sintomas e a qualidade de vida dos doentes com DC. Os acontecimentos adversos em todos os grupos incluíram dores de cabeça, náuseas, diarreia, vómitos, dores abdominais e erupção cutânea.

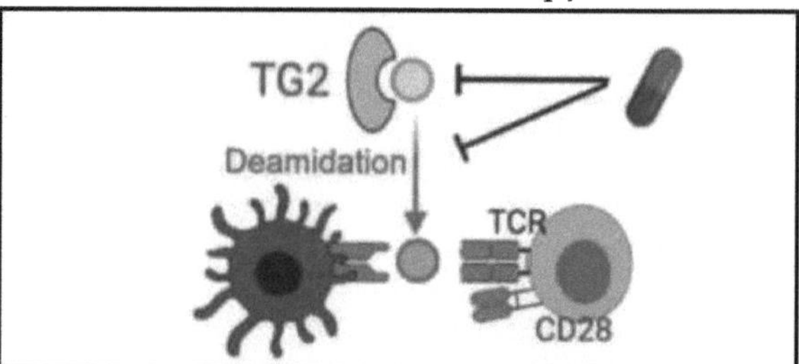

TG: transglutaminase; TCR: *recetor de células T*; CD: *cluster of differenciation*

Figura 26: Bloqueio da desamidação dos péptidos de glúten pelo inibidor da transglutaminase 2 [118].

3.3. Terapias que visam a modulação imunitária
3.3.1. Bloqueio das moléculas HLA-DQ2/DQ8

Atualmente, estão a ser desenvolvidas abordagens destinadas a bloquear as moléculas HLA-DQ2/DQ8, mas ainda numa fase pré-clínica. O objetivo destes bloqueadores da molécula HLA é impedir a interação entre as APCs e os receptores *de células* T CD4+ (TCRs), que desempenham um papel central no desencadeamento da cascata imunotóxica na DC. Uma estratégia consiste em utilizar inibidores competitivos sob a forma de análogos do péptido do glúten com uma afinidade de ligação às moléculas HLA superior à do glúten. Estudos mostraram que esses inibidores foram capazes de atenuar ligeiramente a ativação dos LT in vitro **(Figura 27)**. No entanto, a utilização desta terapia continua a ser difícil, particularmente devido à rápida degradação do ligando peptídico e à possível interferência com outras funções vitais sob a vigilância imunitária do sistema HLA **[87,95]**.

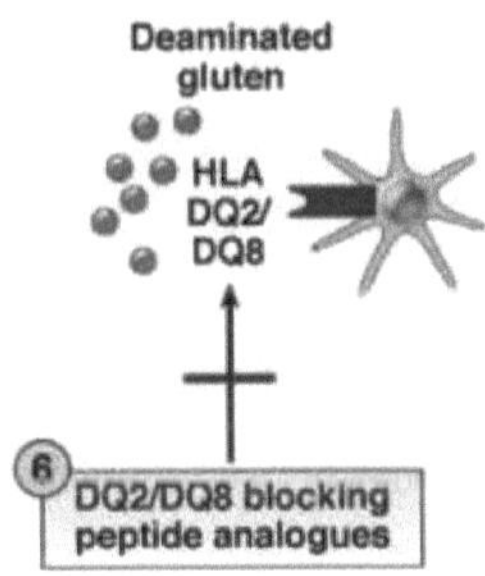

HLA: Antigénio leucocitário humano

Figura 27: Bloqueio das moléculas HLA DQ2/DQ8 por análogos de péptidos que impedem a ativação das células T [95].

3.3.2. Inibição da infiltração de linfócitos

Esta abordagem terapêutica envolve a seleção de moléculas de adesão nas células endoteliais intestinais (*"Mucosal vascular addressin cell adhesion molecule 1"* (MAdCAM 1), bem como dos seus receptores de integrina homólogos nos linfócitos (recetor de integrina α4β7) e dos receptores de quimiocinas específicos dos tecidos nos linfócitos (recetor de quimiocinas-9, CCR9) **[87]**.

Foram estudadas várias moléculas terapêuticas que visam os receptores α4β7 e CCR9 para bloquear a migração de linfócitos para o intestino **(Quadro XI)**.

O PTG-100 é um antagonista do péptido α4β7 administrado por via oral. A sua utilização demonstrou uma melhoria dependente da dose das lesões intestinais em doentes com colite ulcerosa num ensaio clínico de fase 2a **[119]**. Vedolizumab, um anticorpo monoclonal anti-α4β7, foi avaliado num ensaio clínico de fase 2 em pacientes com DC, mas mostrou falta de eficácia. Finalmente, o vercirnon, um antagonista oral seletivo do CCR9, mostrou inicialmente resultados promissores no tratamento da doença de Crohn, mas num ensaio clínico de fase 3 este tratamento não demonstrou eficácia. Em 2008, foi concluído um estudo de fase 2 do vercirnon em doentes celíacos, mas os resultados não foram publicados [87].

Quadro XII: Vários ensaios clínicos efectuados com PTG-100, vedolizumab e vercirnon.

Agente	Estudo	Fase teste	População	Tratamento	Duração	Resultados principal
PTG-100 (anti-α4β7)	NCT 045242 21 [120]	1b	30 doentes com DC expostos a uma dieta contendo glúten	Cápsulas de 600 mg duas vezes por dia vs. placebo	42 dias	Concluído em abril de 2022 ; Não foram publicados dados
Vedolizumab (anti-α4β7)	NCT 029293 16 [121]	2	Doentes com DC expostos a uma dieta contendo glúten	300 mg por via intravenosa nas semanas 0, 2 e 6	6 semanas	Suspenso em 2018 devido à falta de participantes
Vercinon CCX282-B (anti-CCR9)	NCT 005406 57 [122]	2	90 doentes com DC expostos a uma dieta contendo glúten	250 mg duas vezes por dia vs placebo	13 semanas	Concluído em 2008 ; Não foram publicados dados

DC: Doença celíaca; ECN: *Ensaio Clínico Nacional*

3.3.3. Inibição da interleucina 15

A IL-15 desempenha um papel importante na patogénese da DC. É produzida tanto por APCs como por células epiteliais. A sobreexpressão da IL-15 estimula a produção e a proliferação de IELs, promovendo assim a atrofia das vilosidades.

O recetor da IL-15 é constituído por três cadeias diferentes:

- Uma cadeia α específica para IL-15 (IL15Rα)
- Uma cadeia β (IL-15Rβ) partilhada com o recetor de IL-2
- Uma cadeia γ comum de receptores de citocinas partilhada com os receptores de IL-2, IL-4, IL-7, IL-9 e IL-21

Quando a IL-15 se liga ao seu recetor, é activada a via de *sinalização "Janus kinase signal transducer and activator of transcription pathway"* (JAK/STAT). O bloqueio da ação da IL-15 com anticorpos monoclonais demonstrou impedir a destruição dos tecidos **(Figura 28) [33,123]**.

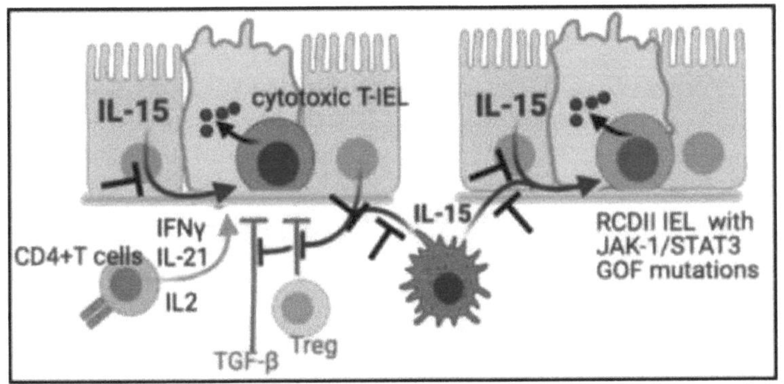

IL: Interleucina; CD: *Aglomerado de diferenciação*; IFN-γ: Interferão gama; TGF-β: "RCD: *Doença celíaca refractária*; Treg: Linfócitos T reguladores; IEL: *Linfócitos intra-epiteliais*; JAK1: Janus quinase 1; STAT3: *Transdutor de sinal e ativador da transcrição 3*; Mutações GOF: *Ganho de Função Mutação*

Figura 28: Prevenção da destruição de tecidos pelo anticorpo monoclonal anti-interleucina 15 [118].

O PRN-015, anteriormente conhecido como AMG714, é o primeiro mAb anti-IL-15 a ser avaliado para o tratamento da DC. Trata-se de um anticorpo monoclonal IgG1 totalmente humano que se liga à IL-15. Em ensaios clínicos, o tratamento com PRN-015 foi associado a uma redução dos LIE e a uma melhoria dos sintomas, mas não alterou as anomalias serológicas ou histológicas em doentes com DC. Mesmo em doentes com DC tipo II refractária, não mostrou qualquer benefício histológico. Além disso, o tratamento com PRN-015 tem sido associado a eventos adversos graves, como tuberculose e síndrome cerebelar [124,125].

Numa tentativa de encontrar estratégias eficazes para tratar a DC tipo II refractária, foi explorado um anticorpo monoclonal humanizado que tem como alvo a IL-15Rβ que é Hu-Myk- β1. No entanto, os resultados do estudo de fase 1 efectuado para avaliar a eficácia deste anticorpo ainda não foram publicados [87].

Paralelamente, estudos pre-clínicos em ratos transgénicos mostraram que o tofacitinib, um inibidor oral da JAK, tem a capacidade de melhorar as lesões intestinais nestes ratos com sobre-expressão de IL-15 [126]. Além disso, casos clínicos relataram melhora significativa na histologia em pacientes com dieta contendo glúten, bem como em pacientes com DC tipo II refratária. Esses resultados levaram ao início de um ensaio clínico de fase 2 atualmente em andamento para avaliar a eficácia do tofacitinibe no tratamento da DC tipo II refratária (Tabela XII) [127,128].

Tabela XIII: Diferentes ensaios clínicos efectuados com PRN-015, Hu-Myk-β1 e tofacitinib.

Agente	Estudo	Fase de teste	População	Tratamento	Duração	Principais resultados
PRN-015 ou AMG714 (anti-IL-15)	Lähdeaho, 2019 [129]	2a	64 doentes com DC expostos a uma dieta contendo glúten (2 a 4 g/dia)	150 mg, 300 mg/dia vs placebo	12 semanas	• Melhoria dos sintomas (diarreia) • Redução do LEL para 300 mg • Nenhuma diferença na serologia ou no rácio vilosidades/criptas
	Cellier, 2019 [130]	2a	MCR Tipo II	8 mg/kg duas vezes por semana vs placebo	12 semanas	- Melhoria dos sintomas (diarreia) - Nenhuma diferença no número de LIE, no número de LIE aberrantes ou na relação vilosidades/cripta - Eventos adversos: 26% vs. 11%.
	NCT 04424927 [131]	2b	220 doentes com DC resistentes a RSG	3 grupos que receberam doses diferentes (baixa, média e alta) de solução esterilizada para administração subcutânea vs. placebo	28 semanas	Em curso, com conclusão prevista para dezembro de 2023
Hu-Mik-β1 (anti-IL15Rβ1)	NCT 01893775 [132]	1	5 doentes com RCM	Uma dose de 3 em 3 semanas administrada no dia 1, na semana 3 e na semana 6	9 semanas	Concluído em dezembro de 2019 Não foram publicados dados
Tofacitinib (inibidor pan-JAK)	Eudra CT: 201800167810 [133]	2	Pacientes com RCM tipo II numa dieta alimentar rigorosa	5 a 10 mg	12 semanas	Em curso

DC: Doença celíaca; GFD: Dieta sem glúten; ILL: Linfócitos intra-epiteliais; RCM: Doença celíaca refractária

3.3.4. Glucocorticóides

Os glucocorticóides, incluindo a budesonida, são utilizados no tratamento de doentes com DC refractária que não respondem às terapêuticas convencionais.

No entanto, um estudo recente realizado em 2021 em 27 pacientes com DC recém-diagnosticada não mostrou nenhum benefício significativo da budesonida como terapia adjuvante a uma TFG para cicatrização da mucosa intestinal. De facto, a remissão ocorreu por volta da oitava semana em cerca de um quarto dos doentes e foi associada a lesões histológicas menos graves no momento do diagnóstico [87,134].

3.4. Terapia que induz tolerância imunitária

A DC é marcada por uma perda de tolerância imunitária ao glúten. Várias estratégias têm sido estudadas para restaurar a tolerância em pacientes celíacos [87].

3.4.1. Nanopartículas

O TAK-101, anteriormente conhecido como TIMP-GLIA, consiste em gliadina encapsulada em nanopartículas com carga negativa. Após administração intravenosa, o TAK-101 é absorvido por APCs no fígado e no baço, alterando a sua transcrição para uma atividade anti-inflamatória com :

- Inibição das moléculas co-estimuladoras CD80 e CD86.
- Estimulação do inibidor do ponto de controlo imunitário *"Programmed cell Death 1"* (PD-L1).
- Estimulação da produção das citocinas reguladoras IL-10 e TGF-β.

Além disso, o TAK-101 inibe a expressão das integrinas de migração intestinal (α4β7) e de retenção intestinal (αEβ7) nos LTs circulantes **(Figura 29)**. Recentemente, foi realizado um estudo de fase 2 avaliando o TAK-101 em 33 pacientes com DC com HLA-DQ2 ou 8 e expostos a uma dieta contendo glúten. Os resultados mostraram que o TAK-101 foi bem tolerado e impediu a ativação imunitária induzida pelo glúten, induzindo assim uma tolerância imunitária específica ao glúten. A administração de TAK-101 nos dias um e oito reduziu o crescimento de uma população de células produtoras de INF-γ em 88% e também inibiu o achatamento das vilosidades em comparação com o placebo. Está atualmente em curso um ensaio de fase 2 para determinar as doses ideais de TAK-101 em 168 doentes com DC que seguem uma dieta contendo glúten. Os resultados deste ensaio estarão disponíveis em janeiro de 2024 [87,135].

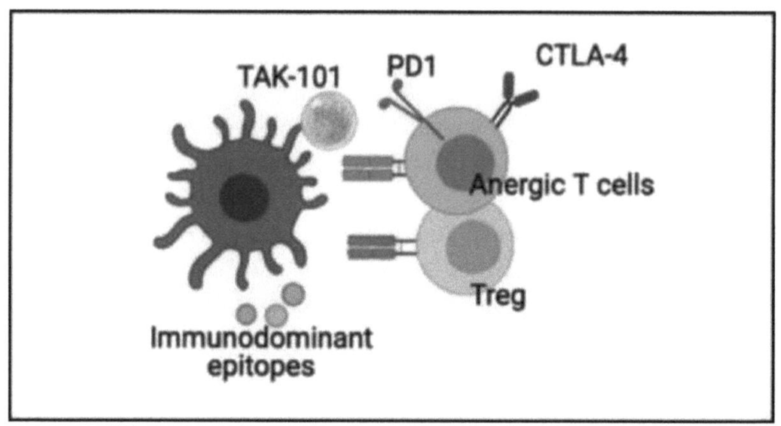

PD1: *morte celular programada 1*; CTLA-4: *antigénio 4 dos linfócitos T citotóxicos*; Treg: linfócitos T reguladores

Figura 29: Indução de imunotolerância por nanopartículas de TAK-101 [118].

3.4.2. Antigénios de ligação aos eritrócitos

Esta abordagem está atualmente a ser desenvolvida. Consiste em combinar eritrócitos com fragmentos de glúten. Os glóbulos vermelhos sofrem uma apoptose precoce, levando à sua morte. Estes eritrócitos moribundos, em associação com o glúten, são então reconhecidos pelas células imunitárias, induzindo uma tolerância específica ao glúten. O KAN-101 é atualmente objeto de um estudo de fase 2 que avalia a sua segurança **(Quadro XIII) [87]**.

Quadro XIV: Ensaios clínicos efectuados com o KAN-101.

Estudo	Fase teste	População	Tratamento	Duração	Principais resultados
NCT 04248 855 [136]	1	41 doentes com DC submetidos a RSG	O estudo divide-se em duas partes: Parte A: Os doentes receberão uma dose única de KAN-101. Parte B: Os pacientes receberão três doses de KAN-101 ou placebo.	28 dias	Concluído em outubro de 2021 Não foram publicados dados

DC: Doença celíaca; ECN: *Ensaio Clínico Nacional*

3.4.3. Vacinação

A vacinação contra o glúten é uma opção terapêutica que está a ser considerada pelos investigadores para dessensibilizar os doentes com DC aos péptidos de gliadina. A Nexvax-2 é uma vacina terapêutica composta por três péptidos sem adjuvante (NPL001, NPL002 e NPL003) que contêm epítopos imunodominantes, destinados a reduzir a reatividade dos LT CD4+ específicos do glúten. Os estudos de fase 1 mostraram que o Nexvax-2 foi bem tolerado após administração intradérmica, embora tenha causado sintomas gastrointestinais semelhantes aos da exposição ao glúten, como diarreia e náuseas. No entanto, um ensaio clínico de fase 1 subsequente com doses crescentes que variaram de 60 µg a 150 µg duas vezes por semana durante 8 semanas não conseguiu evitar a deterioração da mucosa intestinal em 108 doentes com DC expostos ao glúten. Mais recentemente, um estudo de fase 2 realizado em 2019 com um desenho semelhante foi interrompido prematuramente devido à ineficácia da vacina [87,95].

3.4.4. Tratamento com helmintas

A inoculação com *Necator americanus*, um tipo de ancilóstomo, tem sido estudada como uma estratégia para o tratamento da DC. Os estudos de fase 1 mostraram que a inoculação de *Necator americanus* em doentes com DC expostos a quantidades crescentes de glúten induziu uma diminuição dos níveis de INF-γ e IL-17 em resposta à exposição ao glúten. Além disso, esta inoculação atenuou as anomalias histológicas e serológicas induzidas pelo glúten. No entanto, um ensaio clínico de fase 2 realizado em 2020 mostrou que a infestação por *Necator americanus* não protegeu os pacientes de danos na mucosa induzidos pelo glúten e não restaurou a tolerância ao consumo moderado de glúten [87,134].

CONCLUSÃO

A DC é uma doença autoimune sistémica que afecta o sistema digestivo e atinge cerca de 1% da população mundial. É desencadeada pela ingestão de glúten, em indivíduos geneticamente predispostos. As manifestações clínicas da DC variam consideravelmente de doente para doente, incluindo sintomas digestivos e extra-digestivos. Atualmente, o único tratamento comprovadamente eficaz para a DC é uma dieta alimentar para toda a vida, que requer grande vigilância e disciplina para evitar a contaminação pelo glúten. Muitas vezes é difícil para os pacientes seguirem a dieta, pois ela pode levar a deficiências nutricionais e restringir severamente suas escolhas alimentares. Além disso, alguns doentes podem ser incapazes de a seguir por razões médicas, psicológicas ou socioeconómicas. Nos últimos anos, o aumento da incidência da DC tem incentivado a procura de novas estratégias terapêuticas para melhorar a qualidade de vida dos doentes que sofrem de DC. O desenvolvimento de novos medicamentos é um processo complexo que deve cumprir uma série de requisitos. Os novos tratamentos devem cumprir uma série de critérios, incluindo a ausência de efeitos secundários graves, uma administração simples (idealmente oral) e um custo razoável. Os tratamentos farmacológicos podem ser particularmente úteis para os doentes com DC que não respondem à TFG, ou como tratamento adjuvante em combinação com a TFG. Dois fármacos são atualmente objeto da investigação clínica mais avançada: o larazotide e a latiglutenase. O larazotide actua estabilizando as junções estreitas dos enterócitos para reduzir a permeabilidade intestinal. Embora os ensaios clínicos não tenham conseguido demonstrar uma redução da permeabilidade intestinal devido à grande variabilidade dos ensaios, os estudos de fase 2 demonstraram uma redução dos sintomas e da serologia positiva, o que sugere uma redução efectiva da quantidade de glúten a que o sistema imunitário está exposto. No entanto, em 2022, um ensaio de fase 3 foi suspenso depois de uma análise intercalar ter revelado um efeito não significativo. A latiglutenase é uma mistura de glutenases que demonstrou, em estudos de fase 2, a capacidade de prevenir a deterioração da mucosa intestinal e o desenvolvimento de sintomas resultantes da exposição ao glúten em doentes com DC. Por conseguinte, é considerado um medicamento promissor para utilização como terapia adjuvante no tratamento desta doença. Os doentes com DC refractária, ou aqueles que não respondem a uma GFD, enfrentam um desafio terapêutico. O bloqueio da IL-15 com anticorpos monoclonais tem mostrado resultados mistos com potenciais efeitos secundários, enquanto o tofacitinib parece ser mais promissor por atuar na via de sinalização da IL-15. As estratégias para induzir a tolerância imunitária ao glúten, como as vacinas terapêuticas e a infestação por ancilóstomos, têm mostrado até agora resultados decepcionantes.

Assim, as novas abordagens terapêuticas representam um vislumbre de esperança para os doentes com DC, sendo essencial continuar a investigação nesta área. São necessários mais estudos envolvendo populações maiores.

REFERÊNCIAS

1. Molder A, Balaban DV, Jinga M, Molder CC. Evidências actuais sobre o diagnóstico assistido por computador da doença celíaca: revisão sistemática. Front Pharmacol. 2020;11:341:1-11.

2. Lindfors K, Ciacci C, Kurppa K, Lundin KE, Makharia GK, Mearin ML, et al. Coeliac disease. Nat Rev Dis Primer. 2019;5(1):3 :1-18.

3. Sahin Y. Doença celíaca em crianças: uma revisão da literatura. World J Clin Pediatr. 2021;10(4):**53-71**.

4. Tye-Din JA, Galipeau HJ, Agardh D. Doença celíaca: uma revisão dos conceitos atuais em patogênese, prevenção e novas terapias. Front Pediatr. 2018;6:1-19.

5. Calado J, Verdelho Machado M. A doença celíaca revisitada. J Gastroenterol. 2022;29(2):**111-24**.

6. Caio G, Volta U, Sapone A, Leffler DA, De Giorgio R, Catassi C, et al. Doença celíaca: uma revisão atual abrangente. BMC Med. 2019;17(1):1- 20.

7. Cataldo F, Montalto G. Doença celíaca nos países em desenvolvimento: um novo e desafiante problema de saúde pública.   World J Gastroenterol. 2007;13(15):**2153-9**.

8. Al-Toma A, Volta U, Auricchio R, Castillejo G, Sanders DS, Cellier C, et al. al. Sociedade Europeia para o Estudo da Doença Celíaca (ESsCD), diretrizes para a doença celíaca e outras doenças relacionadas com o glúten. United Eur Gastroenterol J. 2019;7(5):**583-613**.

9. Daly M, Bromilow SN, Nitride C, Shewry PR, Gethings LA, Mills EN. Mapeamento de motivos tóxicos celíacos nas proteínas de armazenamento de sementes de prolamina de cevada, centeio e aveia usando um banco de dados de sequência com curadoria. Front Nutr. 2020;7:1-17.

10. Ahmad I, Swaroop A, Bagchi D. An overview of gluten-free foods and related disorders (Uma visão geral dos alimentos sem glúten e distúrbios relacionados). In: Bagchi D, editor. Regulamentos de alimentos nutracêuticos e funcionais nos Estados Unidos e em todo o mundo (Terceira edição). Cambridge: Academic Press; 2019. p. **75-85**.

11. Cárdenas-Torres FI, Cabrera-Chávez F, Figueroa-Salcido OG, Ontiveros N. Sensibilidade ao glúten não celíaca: uma atualização. Medicina. 2021;57(6):1-20.

12. El-Metwally A, Toivola P, AlAhmary K, Bahkali S, AlKhathaami A, AlSaqabi MK, et al. A epidemiologia da doença celíaca na população em geral e nos grupos de alto risco nos países árabes: uma revisão sistemática. Bio Med Res Int. 2020;2020:1-13.

13. Caio G, Volta U, Sapone A, Leffler DA, De Giorgio R, Catassi C, et al.

Doença celíaca: uma revisão atual abrangente. BMC Med. 2019;17(1):1- 20.

14. Makharia GK, Catassi C. Doença celíaca na Ásia. Gastroenterol Clin North Am. 2019;48(1):101-13.

15. Sahin Y, Sevinc E, Bayrak NA, Varol FI, Akbulut UE, Bükülmez A. Conhecimento sobre a doença celíaca entre profissionais de saúde, pacientes e seus cuidadores na Turquia. World J Gastrointest Pathophysiol. 2022;13(6):**178-85**.

16. Rubio-Tapia A, Ludvigsson JF, Brantner TL, Murray JA, Everhart JE. The prevalence of celiac disease in the United States (A prevalência da doença celíaca nos Estados Unidos). Am J Gastroenterol. 2012;107(10):1538-44.

17. Ben Hariz M, Kallel-Sellami M, Kallel L, Lahmer A, Halioui S, Bouraoui S, et al. Prevalence of celiac disease in Tunisia: mass-screening study in schoolchildren. Eur J Gastroenterol Hepatol. 2007;19(8):**687-94**.

18. King JA, Jeong J, Underwood FE, Quan J, Panaccione N, Windsor JW, et al. A incidência da doença celíaca está a aumentar ao longo do tempo: uma revisão sistemática e uma meta-análise. Am J Gastroenterol. 2020;115(4):**507-25**.

19. Sahin Y. Doença celíaca em crianças: uma revisão da literatura. World J Clin Pediatr. 2021;10(4):**53-71**.

20. Shewry P. O que é o glúten - porque é que é especial? Front Nutr. 2019;6:1-10.

21. Pecora F, Persico F, Gismondi P, Fornaroli F, Iuliano S, de'Angelis GL, et al. Gut microbiota in celiac disease: is there any role for probiotics? Front Immunol. 2020;11:1-8.

22. Olshan KL, Leonard MM, Serena G, Zomorrodi AR, Fasano A. Gut microbiota in celiac disease: microbes, metabolites, pathways and therapeutics. Especialista Rev Clin Immunol. 2020;16(11):**1075-92**.

23. Caminero A, Galipeau HJ, McCarville JL, Johnston CW, Bernier SP, Russell AK, et al. As bactérias duodenais de pacientes com doença celíaca e indivíduos saudáveis afectam distintamente a degradação e a imunogenicidade do glúten. Gastroenterology. 2016;151(4):670-83.

24. Szajewska H, Shamir R, Mearin L, Ribes-Koninckx C, Catassi C, Domellöf M, et al. Gluten introduction and the risk of coeliac disease: a position paper by the European society for pediatric gastroenterology, hepatology, and nutrition. J Pediatr Gastroenterol Nutr. 2016;62(3):**507-13**

25. Martín-Masot R, Diaz-Castro J, Moreno-Fernandez J, Navas-López VM, Nestares T. O papel da programação precoce e da nutrição precoce no desenvolvimento e progressão da doença celíaca: uma revisão. nutrientes. 2020;12(11):1-18.

26. Caminero A, Verdu EF. Doença celíaca: devemos preocupar-nos com os

micróbios? Am J Physiol. 2019;317(2):**161-70**.

27. Kahrs CR, Chuda K, Tapia G, Stene LC, Marild K, Rasmussen T, et al. Enterovirus as trigger of coeliac disease: nested case-control study within prospective birth cohort. BMJ. 2019;364:1-8.

28. Sánchez D, Hoffmanová I, Szczepanková A, Hábová V, Tlaskalová-Hogenová H. Contribuição dos agentes infecciosos para o desenvolvimento da doença celíaca. Microorganisms. 2021;9(3):1-21.

29. D'Avino P, Serena G, Kenyon V, Fasano A. Uma visão actualizada da doença celíaca: da imunopatogénese e imunogenética às implicações terapêuticas. Expert Rev Clin Immunol. 2021;17(3):**269-84**.

30. Brown NK, Guandalini S, Semrad C, Kupfer SS. Um guia clínico para a genética HLA da doença celíaca. Am J Gastroenterol. 2019;114(10):1587-92.

31. Espino L, Núñez C. O complexo HLA e a doença celíaca. Int Rev Cell Mol Biol. 2021;358:**47-83**.

32. Wei G, Helmerhorst EJ, Darwish G, Blumenkranz G, Schuppan D. Gluten degrading enzymes for treatment of celiac disease. Nutrientes. 2020;12(7):1- 15.

33. Levescot A, Malamut G, Cerf-Bensussan N. Immunopathogenesis and environmental triggers in coeliac disease. Gut. 2022;71(11):**2337-49**.

34. Clément BJ, Lebreton C, Malamut G, Cerf-Bensussan N. Permeabilidade intestinal e doença celíaca. Med Mal Metab. 2015;9(1):**19-26**.

35. Tajik N, Frech M, Schulz O, Schälter F, Lucas S, Azizov V, et al. Targeting zonulin and intestinal epithelial barrier function to prevent onset of arthritis. Nat Commun. 2020;11:1-14.

36. Vanuytsel T, Tack J, Farre R. O papel da permeabilidade intestinal em distúrbios gastrointestinais e métodos actuais de avaliação. Front Nutr. 2021;8:1-17.

37. Paolella G, Sposito S, Romanelli AM, Caputo I. Transglutaminase tipo 2 na doença celíaca: um ator-chave na patogênese, diagnóstico e terapia. Int J Mol Sci. 2022;23(14):1-25.

38. Yu X, Vargas J, Green PH, Bhagat G. Innate lymphoid cells and celiac disease: current perspective. Cell Mol Gastroenterol Hepatol. 2021;11(3):**803-14**.

39. Voisine J, Abadie V. A interação entre o glúten, o HLA e a imunidade inata e adaptativa orquestra o desenvolvimento da doença celíaca. Front Immunol. 2021;12:1-13.

40. Sharma N, Bhatia S, Chunduri V, Kaur S, Sharma S, Kapoor P, et al. Patogénese da doença celíaca e outras perturbações relacionadas com o glúten no trigo e estratégias para as mitigar. Front Nutr. 2020;7:1-26.

41. Ramírez-Sánchez AD, Tan IL, Gonera-de Jong BC, Visschedijk MC,

Jonkers I, Withoff S. Biomarcadores moleculares para a doença celíaca: passado, presente e futuro. Int J Mol Sci. 2020;21(22):1-25.

42. Dunne MR, Byrne G, Chirdo FG, Feighery C. Patogénese da doença celíaca: as incertezas de uma doença imunomediada bem conhecida. Front Immunol. 2020;11:1-14.

43. Ben Houmich T, Admou B. Doença celíaca: Compreensão dos aspectos diagnósticos, nutricionais e medicinais. Int J Immunopathol Pharmacol. 2021;35:1-22.

44. Ludvigsson JF, Leffler DA, Bai J, Biagi F, Fasano A, Green PH, et al. As definições de Oslo para a doença celíaca e termos relacionados. Gut. 2013;62(1):43- 52.

45. Husby S, Koletzko S, Korponay-Szabó I, Kurppa K, Mearin ML, Ribes-Koninckx C, et al. Sociedade Europeia de Gastroenterologia Pediátrica, Hepatologia e Diretrizes Nutricionais para o Diagnóstico da Doença Celíaca 2020. J Pediatr Gastroenterol Nutr. 2020;70(1):**141-56**.

46. Raiteri A, Granito A, Giampcroli A, Catenaro T, Negrini G, Tovoli F. Diretrizes actuais para o tratamento da doença celíaca: uma revisão sistemática com análise comparativa. World J Gastroenterol. 2022;28(1):154- 75.

47. Leonard MM, Lebwohl B, Rubio-Tapia A, Biagi F. Atualização da prática clínica da AGA sobre a avaliação e gestão das enteropatias seronegativas: revisão por peritos. Gastroenterology. 2021;160(1):437-44.

48. Therrien A, Kelly CP, Silvester JA. Celiac disease: extraintestinal manifestations and associated conditions (Doença celíaca: manifestações extra-intestinais e condições associadas). J Clin Gastroenterol. 2020;54(1):**8-21**.

49. Tarar ZI, Zafar MU, Farooq U, Basar O, Tahan V, Daglilar E. A progressão da doença celíaca, modalidades de diagnóstico e opções de tratamento. J Investig Med High Impact Case Rep. 2021;9:1-8.

50. Pantic N, Pantic I, Jevtic D, Mogulla V, Oluic S, Durdevic M, et al. Celiac disease and thrombotic events: systematic review of published Cases. Nutrientes. 2022;14(10):1-13.

51. Durazzo M, Ferro A, Brascugli I, Mattivi S, Fagoonee S, Pellicano R. Manifestações extra-intestinais da doença celíaca: o que devemos saber em 2022? J Clin Med. 2022;11(1):1-15.

52. Roca M, Donat E, Marco-Maestud N, Masip E, Hervás-Marín D, Ramos D, et al. Estudo da eficácia dos anticorpos anti-endomísio para o diagnóstico da doença celíaca: um estudo retrospetivo numa população pediátrica espanhola. J Clin Med. 2019;8(12):1-12.

53. Caetano dos Santos FL, Michalek IM, Laurila K, Kaukinen K, Hyttinen J, Lindfors K. Classificação automática do teste de anticorpos endomisiais IgA

para doença celíaca: um novo método de implantação de aprendizado de máquina. Sci Rep. 2019;9:1-7.

54. Saadah OI, Alamri AM, Al-Mughales JA. Peptídeo de gliadina desamidado e anticorpos de transglutaminase tecidular em crianças com doença celíaca: um estudo de correlação. Arab J Gastroenterol. 2020;21(3):**174-8**.

55. Bai JC, Ciacci C. Diretrizes globais da Organização Mundial de Gastroenterologia. J Clin Gastroenterol. 2017;51(9):**755-68**.

56. Wang X, Qian H, Ciaccio EJ, Lewis SK, Bhagat G, Green PH, et al. Diagnóstico da doença celíaca a partir de imagens de endoscopia por videocápsula com aprendizagem residual e extração de caraterísticas profundas. Programas de Métodos Computacionais Biomédicos. 2020;187:1-10.

57. Villanacci V, Vanoli A, Leoncini G, Arpa G, Salviato T, Bonetti LR, et al. Doença celíaca: histologia-diagnóstico diferencial-complicações. Uma abordagem prática. Pathologica. 2020;112(3):186-96.

58. Lengliné H, Fabre A. Diagnóstico da doença celíaca em crianças. Perfect Pédiatr. 2022;5(2):**2-6**.

59. Segura V, Ruiz-Carnicer Á, Sousa C, Moreno M de L. New insights into non-dietary treatment in celiac disease: emerging therapeutic options. Nutrientes. 2021;13(7):1-18.

60. Rodríguez JM, Estévez V, Bascuñán K, Ayala J, Araya M. Aveia comercial em dieta sem glúten: um risco persistente para pacientes celíacos. Front Nutr. 2022;9:1-6.

61. Cohen IS, Day AS, Shaoul R. Glúten na doença celíaca - mais ou menos? Rambam Maimonides Med J. 2019;10(1):1-6.

62. Zysk W, Glabska D, Guzek D. Papel da rotulagem frontal de produtos sem glúten num estudo de pares em mulheres com e sem doença celíaca que seguem uma dieta sem glúten. Nutrients. 2019;11(2):1-14.

63. De magistris T, Belarbi H, Hellali W. Examinar os consumidores não celíacos de produtos sem glúten: uma evidência empírica em Espanha. In: Rodrigo L, editor. Doença celíaca e sensibilidade ao glúten não celíaca. Londres: IntechOpen; 2017. p. 1-14.

64. Wieser H, Segura V, Ruiz-Carnicer Á, Sousa C, Comino I. Segurança alimentar e contaminação cruzada de produtos sem glúten: uma revisão narrativa. Nutrientes. 2021;13(7):1-14.

65. Colombo F, Di Lorenzo C, Biella S, Bani C, Restani P. Cereais antigos e modernos como ingredientes da dieta sem glúten: são suficientemente seguros para os consumidores celíacos? Foods. 2021;10(4):1-21.

66. Paveley WF. From aretaeus to crosby: a history of coeliac disease. BMJ. 1988;297:**1646-9**.

67. Cataldo F, Montalto G. Doença celíaca nos países em desenvolvimento: um novo e desafiante problema de saúde pública. World J Gastroenterol. 2007;13(15):**2153-9**.

68. Makovicky P, Makovicky P, Caja F, Rimarova K, Samasca G, Vannucci L. Doença celíaca e dieta sem glúten: passado, presente e futuro. Gastroenterol Hepatol Bed Bench. 2020;13(1):**1-7**.

69. Soliman A, Laham M, Jour C, Shaat M, Souikey F, Itani M, et al. Crescimento linear de crianças com doença celíaca após os primeiros dois anos de dieta sem glúten: um estudo controlado. Ata Bio Medica Atenei Parm. 2019;90:**20-7**.

70. Bascuñán KA, Elli L, Vecchi M, Scricciolo A, Mascaretti F, Parisi M, et al. Dieta mediterrânica sem glúten: é uma aposta justa para o tratamento de doenças relacionadas com o glúten? Front Nutr. 2020;7:1-8.

71. Aljada B, Zohni A, El-Matary W. The gluten-free diet for celiac disease and beyond. Nutrientes. 2021;13(11):1-22.

72. Lerner BA, Phan LT, Yates S, Rundle AG, Green PH, Lebwohl B. Deteção de glúten em alimentos de restaurante rotulados como sem glúten: análise de dados de origem coletiva. Am J Gastroenterol. 2019;114(5):**792-7**.

73. Raehsler SL, Choung RS, Marietta EV, Murray JA. Acumulação de metais pesados em pessoas com uma dieta sem glúten. Clin Gastroenterol Hepatol. 2018;16(2):**244-51**.

74. Mancuso C, Barisani D. Os aditivos alimentares podem atuar como factores desencadeantes na doença celíaca: Conhecimento atual baseado numa revisão crítica da literatura. World J Clin Cases. 2019;7(8):**917-27**.

75. Cardo A, Churruca I, Lasa A, Navarro V, Vázquez-Polo M, Perez-Junkera G, et al. Desequilíbrios nutricionais em doentes celíacos adultos que seguem uma dieta sem glúten. Nutrientes. 2021;13(8):1-18.

76. Demirkesen I, Ozkaya B. Estratégias recentes para enfrentar os problemas na dieta e produtos sem glúten. Crit Rev Food Sci Nutr. 2022;62(3):**571-97**.

77. Kreutz JM, Adriaanse MP, Van der Ploeg EM, Vreugdenhil AC. Revisão narrativa: deficiências nutricionais em adultos e crianças com doença celíaca tratada e não tratada. Nutrientes. 2020;12(2):1 23.

78. Lerner A, O'Bryan T, Matthias T. Navegando no boom sem glúten: o lado sombrio da dieta sem glúten. Front Pediatr. 2019;7:1-8.

79. Martínez-Martinez MI, Alegre-Martínez A, García-Ibánez J, Cauli O. Quality of life in people with coeliac disease: psychological and socioeconomic aspects. Endocr Metab Immune Disord Drug Targets. 2019;19(2):**116-20**.

80. Penny HA, Baggus EM, Rej A, Snowden JA, Sanders DS. Doença celíaca não responsiva: uma revisão abrangente do centro nacional do NHS england

para a doença celíaca refractária. Nutrientes. 2020;12(1):1-15.

81. Gladys K, Dardzrnska J, Guzek M, Adrych K, Kochan Z, Malgorzewicz S. Expanded role of a dietitian in monitoring a gluten-free diet in patients with celiac disease: implications for clinical practice. Nutrientes. 2021;13(6):1- 13.

82. Paganizza S, Zanotti R, DOdorico A, Scapolo P, Canova C. A adesão a uma dieta sem glúten por parte de pacientes adultos com doença celíaca é influenciada pelo seu conhecimento do teor de glúten dos alimentos? Gastroenterol Nurs. 2019;42(1):**55-64**.

83. Jamieson JA, Gougeon L. Adultos que seguem uma dieta sem glúten relatam pouca orientação dietética em uma pesquisa piloto que explora as relações entre conhecimento dietético, gerenciamento e adesão na Nova Escócia, Canadá. Nutr Res. 2019;66:**107-14**.

84. Connan V, Marcon MA, Mahmud FH, Assor E, Martincevic I, Bandsma RH, et al. Educação online para o ensino de dieta sem glúten: Desenvolvimento e teste de usabilidade de um módulo de e-learning para crianças com doença celíaca simultânea e diabetes tipo 1. Pediatr Diabetes. 2019;20(3):**293-303**.

85. Caio G, Ciccocioppo R, Zoli G, De Giorgio R, Volta U. Opções terapêuticas para a doença celíaca: O que mais além da dieta sem glúten? Dig Liver Dis. 2020;52(2):**130-7**.

86. Al Ibrahmi B, Bour A. Uma breve atualização sobre novas abordagens para a doença celíaca. Ata Biomed Atenei Parm. 2022;93(6):1-8.

87. Machado MV. Novos desenvolvimentos no tratamento da doença celíaca. Int J Mol Sci. 2023;24(2):1-17.

88. García-Molina MD, Giménez MJ, Sánchez-León S, Barro F. Gluten free wheat: are we there? Nutrientes. 2019;11(3):1-17.

89. Guzmán-López MH, Sánchez-León S, Marín-Sanz M, Comino I, Segura V, Vaquero L, et al. O consumo oral de pão de uma linha de trigo RNAi com gliadinas fortemente silenciadas não provoca uma resposta imunogénica num estudo piloto com doentes celíacos. Nutrientes. 2021;13(12):1-13.

90. Yoosuf S, Makharia GK. Terapia em evolução para a doença celíaca. Front Pediatr. 2019;7:1-18.

91. Graça C, Lima A, Raymundo A, Sousa I. A fermentação da massa fermentada como ferramenta para melhorar as propriedades nutricionais e promotoras de saúde dos seus produtos derivados. Fermentação. 2021;7(4):1-17.

92. Heredia-Sandoval NG, Calderón de la Barca AM, Carvajal-Millán E, Islas-Rubio AR. A adição de amaranto à farinha de trigo modificada enzimaticamente melhora a funcionalidade da massa, a imunorreactividade e a qualidade do pão. Food Funct. 2018;9(1):**534-40**.

93. Lamacchia C, Landriscina L, D'Agnello P. Alterações nas proteínas do grão

de trigo induzidas pelo tratamento com micro-ondas. Food Chem. 2016;197:**634-40**.

94. Gazikalovic I, Mijalkovic J, Sekuljica N, Jakovetic Tanaskovic S, Dukic Vukovic A, Mojovic L, et al. Efeito sinérgico da hidrólise enzimática e do pré-tratamento do reator de micro-ondas como um procedimento eficiente para a redução do teor de glúten. Foods. 2021;10(9):1-23.

95. Alhassan E, Yadav A, Kelly CP, Mukherjee R. Novas terapias não dietéticas para a doença celíaca. Célula Mol Gastroenterol Hepatol. 2019;8(3):**335-45**.

96. Tye-Din JA, Anderson RP, Ffrench RA, Brown GJ, Hodsman P, Siegel M, et al. The effects of ALV003 pre-digestion of gluten on immune response and symptoms in celiac disease in vivo. Clin Immunol. 2010;134(3):289- 95.

97. Lähdeaho ML, Kaukinen K, Laurila K, Vuotikka P, Koivurova OP, Kärjä-Lahdensuu T, et al. Glutenase ALV003 atenua a lesão da mucosa induzida pelo glúten em pacientes com doença celíaca. Gastroenterology. 2014;146(7):1649-58.

98. Murray JA, Kelly CP, Green PH, Marcantonio A, Wu TT, Mäki M, et al. Nenhuma diferença entre latiglutenase e placebo na redução da atrofia vilosa ou na melhoria dos sintomas em pacientes com doença celíaca sintomática. Gastroenterology. 2017;152(4):787-98.

99. Syage JA, Murray JA, Green PH, Khosla C. A latiglutenase melhora os sintomas em pacientes com doença celíaca soropositiva durante uma dieta sem glúten. Dig Dis Sci. 2017;62(9):**2428-32**.

100. Murray JA, Syage JA, Wu TT, Dickason MA, Ramos AG, Van Dyke C, et al. A latiglutenase protege a mucosa e atenua a gravidade dos sintomas em pacientes com doença celíaca expostos a um desafio de glúten. Gastroenterology. 2022;163(6):1510-21.

101. Biblioteca Nacional de Medicina. Estudo prospetivo, randomizado, duplo-cego, controlado por placebo, cruzado da eficácia e segurança do tratamento com latiglutenase em pacientes com doença celíaca sintomática mantidos em uma dieta sem glúten enquanto são submetidos a exposição periódica ao glúten [Online]. 2023 [Acedido em 16 de agosto de 2023]. Disponível em: https://clinicaltrials.gov/study/NCT04243551

102. Pultz IS, Hill M, Vitanza JM, Wolf C, Saaby L, Liu T, et al. Degradação do glúten, farmacocinética, segurança e tolerabilidade do tak-062, uma enzima concebida para tratar a doença celíaca. Gastroenterology. 2021;161(1):81-93.

103. Tack GJ, van de Water JM, Bruins MJ, Kooy-Winkelaar EM, van Bergen J, Bonnet P, et al. Consumo de glúten com enzima degradadora de glúten por doentes celíacos. um estudo-piloto. World J Gastroenterol. 2013;19(35):**5837-47**.

104. Smecuol E. Effect of the endopeptidase AN-PEP on gluten exposure in real life in celiac disease patients treated with a long-term gluten-free diet. estudo exploratório, de intervenção, prospetivo, controlado e duplamente cego [Online]. 2023 [Acedido em 16 de agosto de 2023]. Disponível em: https://clinicaltrials.gov/study/NCT04788797

105. Pultz IS, Hill M, Vitanza JM, Wolf C, Saaby L, Liu T, et al. Degradação do glúten, farmacocinética, segurança e tolerabilidade do tak-062, uma enzima concebida para tratar a doença celíaca. Gastroenterology. 2021;161(1):81-93.

106. Sample DA, Sunwoo HH, Huynh HQ, Rylance HL, Robert CL, Xu BW, et al. AGY, um novo anticorpo anti-gliadina derivado da gema de ovo, é seguro para pacientes com doença celíaca. Dig Dis Sci. 2017;62(5):**1277-85**.

107. Biblioteca Nacional de Medicina. Um ensaio randomizado, duplo-cego, controlado por placebo e cruzado para avaliar a segurança e eficácia do AGY em pessoas com doença celíaca com idade> 10 anos [Online]. 2019 [Acedido em 16 de agosto de 2023]. Disponível em: https://clinicaltrials.gov/study/NCT03707730

108. Biblioteca Nacional de Medicina. Um estudo em duas partes, randomizado, duplo-cego e controlado por placebo para avaliar a segurança e a exposição sistémica de administrações únicas de escalonamento e administração repetida de BL-7010 em pacientes celíacos bem controlados [Online]. 2017 [Acedido em 16 de agosto de 2023]. Disponível em: https://clinicaltrials.gov/study/NCT01990885

109. Paterson BM, Lammers KM, Arrieta MC, Fasano A, Meddings JB. A segurança, tolerância, efeitos farmacocinéticos e farmacodinâmicos de doses únicas de AT-1001 em indivíduos com doença celíaca: um estudo de prova de conceito. Aliment Pharmacol Ther. 2007;26(5):**757-66**.

110. Leffler DA, Kelly CP, Abdallah HZ, Colatrella AM, Harris LA, Leon F, et al. Um estudo aleatório, em dupla ocultação, do acetato de larazotide para prevenir a ativação da doença celíaca durante o desafio com glúten. Am J Gastroenterol. 2012;107(10):1-9.

111. Kelly CP, Green PH, Murray JA, DiMarino A, Colatrella A, Leffler DA, et al. Larazotide acetate in patients with coeliac disease undergoing a gluten challenge: a randomised placebo-controlled study. Aliment Pharmacol Ther. 2013;37(2):**252-62**.

112. Chibbar R, Dieleman LA. A microbiota intestinal na doença celíaca e os probióticos. Nutrientes. 2019;11(10):1-18.

113. Martinello F, Roman CF, Souza PA. Efeitos da ingestão de probióticos sobre as bifidobactérias intestinais de pacientes celíacos. Arq Gastroenterol. 2017;54(2):**85-90**.

114. Ali B, Khan AR. Eficácia dos probióticos no tratamento da doença celíaca. Cureus. 2022;14(2):e22031.

115. Biblioteca Nacional de Medicina. Estudo exploratório, aleatório, em dupla ocultação e controlado por placebo sobre os efeitos da bifidobacterium infantis na doença celíaca ativa [Online]. 2012 [Acedido em 16 de agosto de 2023]. Disponível em: https://clinicaltrials.gov/study/NCT01257620

116. Büchold C, Hils M, Gerlach U, Weber J, Pelzer C, Heil A, et al. Caraterísticas do ZED1227: o primeiro inibidor da transglutaminase tecidual da classe em avaliação clínica para o tratamento da doença celíaca. Cells. 2022;11(10):1- 20.

117. Schuppan D, Mäki M, Lundin KE, Isola J, Friesing-Sosnik T, Taavela J, et al. Um ensaio aleatório de um inibidor da transglutaminase 2 para a doença celíaca. N Engl J Med. 2021;385(1):**35-45**.

118. Cerf-Bensussan N, Schuppan D. A promessa de novas terapias para abolir a imunogenicidade do glúten na doença celíaca. Gastroenterology. 2021;161(1):21-4.

119. Sandborn WJ, Mattheakis LC, Modi NB, Pugatch D, Bressler B, Lee S, et al. PTG-100, um peptídeo antagonista oral α4β7: desenvolvimento pré-clínico e estudos de fase 1 e 2a na colite ulcerosa. Gastroenterology. 2021;161(6):1853-64.

120. Biblioteca Nacional de Medicina. Um estudo de fase 1b de PTG-100 em pacientes com doença celíaca [Online]. 2022 [Acedido em 16 de agosto de 2023]. Disponível em: https://clinicaltrials.gov/study/NCT04524221

121. Biblioteca Nacional de Medicina. A indução de vedolizumab pode prevenir a enterite celíaca após desafio com glúten em pacientes celíacos estabelecidos em remissão histológica [Online]. 2018 [Acedido em 16 de agosto de 2023]. Disponível em: https://clinicaltrials.gov/study/NCT02929316

122. Biblioteca Nacional de Medicina. Um estudo de fase II do CCX282-B em pacientes com doença celíaca [Online]. 2023 [Acedido em 20 de agosto de 2023]. Disponível em: https://clinicaltrials.gov/ct2/show/NCT00540657

123. Kivelä L, Caminero A, Leffler DA, Pinto-Sanchez MI, Tye-Din JA, Lindfors K. Terapias atuais e emergentes para a doença celíaca. Nat Rev Gastroenterol Hepatol. 2021;18(3):**181-95**.

124. Cellier C, Bouma G, van Gils T, Khater S, Malamut G, Crespo L, et al. Segurança e eficácia do AMG 714 em doentes com doença celíaca refractária de tipo 2: um estudo de fase 2a, aleatório, em dupla ocultação, controlado por placebo, de grupo paralelo. Lancet Gastroenterol Hepatol. 2019;4(12):**960-70**.

125. Lähdeaho ML, Scheinin M, Vuotikka P, Taavela J, Popp A, Laukkarinen J, et al. Segurança e eficácia do AMG 714 em adultos com doença celíaca

expostos ao desafio do glúten: um estudo de fase 2a, randomizado, duplo-cego, controlado por placebo. Lancet Gastroenterol Hepatol. 2019;4(12):948- 59.

126. Yokoyama S, Perera PY, Waldmann TA, Hiroi T, Perera LP. Tofacitinib, um inibidor da janus quinase, demonstra eficácia num modelo de rato transgénico IL-15 que recapitula as manifestações patológicas da doença celíaca. J Clin Immunol. 2013;33(3):**586-94**.

127. Wauters L, Vanuytsel T, Hiele M. Remissão da doença celíaca com tofacitinibe: um relato de caso. Ann Intern Med. 2020;173(7):585.

128. Grewal JK, Kassardjian A, Weiss GA. Novo uso bem-sucedido do tofacitinibe para a doença celíaca refratária do tipo II. BMJ Case Rep. 2022;15(4):e244692.

129. Lähdeaho ML, Scheinin M, Vuotikka P, Taavela J, Popp A, Laukkarinen J, et al. Segurança e eficácia do AMG 714 em adultos com doença celíaca expostos ao desafio do glúten: um estudo de fase 2a, randomizado, duplo-cego, controlado por placebo. Lancet Gastroenterol Hepatol. 2019;4(12):948- 59.

130. Cellier C, Bouma G, van Gils T, Khater S, Malamut G, Crespo L, et al. Segurança e eficácia do AMG 714 em doentes com doença celíaca refractária de tipo 2: um estudo de fase 2a, aleatório, em dupla ocultação, controlado por placebo, de grupo paralelo. Lancet Gastroenterol Hepatol. 2019;4(12):**960-70**.

131. Biblioteca Nacional de Medicina. Um estudo de fase 2b, randomizado, duplo-cego, controlado por placebo, de grupos paralelos para avaliar a eficácia e segurança do PRV-015 em pacientes adultos com doença celíaca não responsiva como adjuvante de uma dieta sem glúten [Online]. 2023 [Acedido em 16 de agosto de 2023]. Disponível em: https://clinicaltrials.gov/study/NCT04424927

132. Instituto Nacional do Cancro (NCI). Estudo de fase I do anticorpo monoclonal mik-beta-1 humanizado dirigido a IL-2/IL-15R beta (CD122) que bloqueia a ação da IL-15 em doentes com doença celíaca refractária [Online]. 2020 [Acedido em 16 de agosto de 2023]. Disponível em: https://clinicaltrials.gov/ study/NCT01893775

133. Registo de ensaios clínicos. Ensaios clínicos [Online]. 2023 [Acedido em 21 de agosto de 2023]. Disponível em: https://www.clinicaltrialsregister.eu/ctr-search/trial/2018-001678-10/NL#A

134. Newnham ED, Clayton-Chubb D, Nagarethinam M, Hosking P, Gibson PR. Randomised clinical trial: adjunctive induction therapy with oral efervescent budesonide in newly diagnosed coeliac disease. Aliment Pharmacol Ther. 2021;54(4):**419-28**.

135. Kelly CP, Murray JA, Leffler DA, Getts DR, Bledsoe AC, Smithson G, et al. As nanopartículas TAK-101 induzem tolerância específica ao glúten na doença celíaca: um estudo aleatório, em dupla ocultação, controlado por

placebo.
gastroenterology. 2021;161(1):66-80.

136. Biblioteca Nacional de Medicina. Um estudo de fase 1 sobre a segurança e tolerabilidade de doses únicas e múltiplas de KAN-101 em pacientes com doença celíaca (ACeD) [Online]. 2021 [Acedido em 16 de agosto de 2023]. Disponível em: https://clinicaltrials.gov/study/NCT04248855

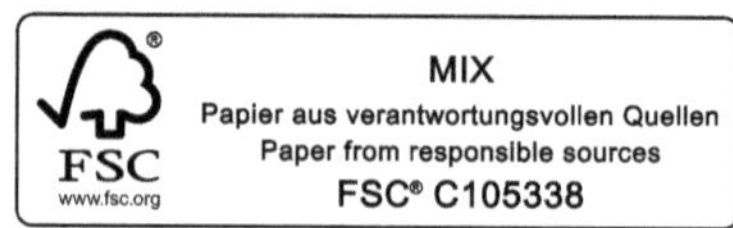

Printed by Books on Demand GmbH, Norderstedt / Germany